养好脾胃
就健康

人
脾到养胃——学就会

黄穗平 著

SPM 南方出版传媒
广东科技出版社 | 全国优秀出版社
·广州·

**图书在版编目（CIP）数据**

养好脾胃就健康 / 黄穗平 著 . — 广州：
广东科技出版社，2022.1
ISBN 978-7-5359-7737-3

Ⅰ.①养… Ⅱ.①黄… Ⅲ.①健脾—养生（中医）②益
胃—养生（中医）Ⅳ.① R256.3

中国版本图书馆 CIP 数据核字 (2021) 第 190579 号

# 养好脾胃就健康
Yanghao Pi-Wei jiu Jiankang

出 版 人：严奉强
策　　划：高　玲
责任编辑：高　玲　杜怡枫
封面设计：十　一
装帧设计：姝甄文化
责任校对：李云柯
责任印制：彭海波
出版发行：广东科技出版社
　　　　　（广州市环市东路水荫路 11 号　邮政编码：510075）
销售热线：020 - 37607413
http：//www.gdstp.com.cn
E-mail：gdkjbw@nfcb.com.cn
经　　销：广东新华发行集团股份有限公司
印　　刷：广州市东盛彩印有限公司
　　　　　（广州市增城区新塘镇太平洋工业区十路 2 号　邮政编码：510700）
规　　格：889mm×1 194mm　1/16　印张 13.5　字数 220 千
版　　次：2022 年 1 月第 1 版
　　　　　2022 年 1 月第 1 次印刷
定　　价：59.80 元

# 总序

　　中医药学是中华民族的瑰宝，作为中华民族原创的医学科学，在数千年的发展中，积累了丰富的防病治病方法和经验，"治未病"是其中的一大特点，注重"未病先防、既病防变、瘥后防复"，形成了独具特色的健康养生文化：天人合一的整体观念、阴阳平衡的动态原则、三因制宜的辨证论治、治未病的养防观、形神同治的调护理念、个体化的治疗方法、多样化的干预手段。这些文化观念和养生保健方式深深地融入人们的日常生活。

　　广东省中医院是我国近代史上最早的中医医院之一，被誉为"南粤杏林第一家"，有国医大师、全国名中医、岐黄学者、广东省名中医等一批德艺双馨、老百姓喜爱的好医生。他们是健康科普的主力军。"名医话健康丛书"凝聚了该院众多优秀专家教授的多年临床所得，以"治未病"的理念科普中医药文化。他们顺应时代变化和社会需求，以通俗易懂的方式给老百姓阐述了中医药学理、法、方、药背后的中华文化之道，提倡运动养护、精神修养、饮食调养及药物扶正、起居调摄、谨避外邪，告诉人们"不生病、少生病"的健康之道。

本丛书注重自我的健康行为约束和生活方式管理，对中医药健康养生智慧、健康理念和知识方法做了认真总结。老百姓能在书中学会如何运用中医药知识干预自我生活来控制危害，使疾病预防关口前移；了解如何运用"治未病"理念，具体的技术方法包括中医药膳、中医运动养生、常用的经络穴位按摩保健等，发挥中医药在"治未病"中的主导作用。

健康是幸福的基石，没有全民健康就没有全面小康。尤其经历过2003年SARS和2020年新冠肺炎疫情，人们对生命安全和身体健康要放在首位的认识更加深刻。推进健康中国建设，需要充分发挥中医药独特优势，提高中医药的服务能力，将中医药独特优势与个体化健康管理结合，发展中医药养生保健"治未病"服务，实施中医药"治未病"健康工程。中医药文化科普更是中医药参与健康中国建设的一个重要抓手和实际行动。通过客观科学的宣传引导，培育老百姓健康观念和健康习惯，这对于促进全民健康有着重要的意义。

我们希望，《名医话健康》丛书的出版能够让广大读者了解并掌握中医药防病治病的基础理论与技能，推广养生保健知识，让"治未病"的理念深入人心。该套丛书内容丰富，读之受益，必将在弘扬中医药文化中发挥重要作用、在落实健康中国行动中发挥积极的作用。

陈达灿　翟理祥

# 前言

当今时代，随着自然环境和社会环境的改变，以及气候的异常、情志的内伤、饮食的失宜、劳逸的失度，罹患脾胃病的人越来越多，甚至社会上有"十人九脾虚"和"十人九胃病"之说法。

脾胃为腐熟水谷、运化精微之脏腑，是气血生化之源，人体全身都得靠脾胃提供营养物质，故有人体后天之本的誉称。脾和胃互为表里，就像一对夫妻，既有分工又有合作，这对家族的顶梁柱坚挺了，整个家族就兴旺。脾气升胃气降，调节着五脏六腑的气机运转，组成人体气机升降的枢纽。如果脾胃受损，不仅会引起脾胃病，还可能会引起其他脏腑和四肢、皮肤、血脉、经络的疾病。从现代医学看，中医的脾胃功能主要包括消化系统功能，即饮食的消化与营养吸收，还涉及其他系统的生理活动。如果脾胃出了问题，不仅会引起消化系统疾病，也会引起心脑血管、呼吸、神经、免疫、内分泌及代谢等系统的疾病，所以有"百病皆由脾胃衰而生"和"脾胃内伤，百病由生"之说法。因此，健脾养胃在治疗疾病，尤其是治疗慢性病的过程中具有十分重要的意义。

想要调理好脾胃，首先应该懂得脾胃。本书的第1章带大家认识脾胃，介绍脾胃的生理功能，有哪些因素会损伤脾胃以及脾胃受损会有哪些表现。第2章、第3章、第4章、第5章从生活细节入手，帮助大家认识脾胃疾病，对症解决脾胃的问题。第6章细述了健脾养胃该怎么吃，哪些食材有益于脾胃、怎么吃才正确，让大家通过膳食调养好脾胃。

中医学讲究辨证施治，养生也一样，要辨证施养，这就是说治病防病一定要个体化、精准化进行，调理脾胃亦是如此。

脾胃学说博大精深，是一门大学问。这本书整理和总结了我数十年的临床经验，以冀可以让大家轻而易举地获得科学、专业的调理脾胃方法和中医养生保健知识。本书内容通俗易懂，简明实用。但愿《养好脾胃就健康》的出版，能给大家带来健运的脾胃和健康的身体！

黄穗平

2021年10月1日

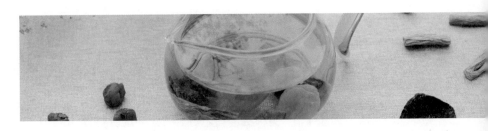

# 目 录

## 第 1 章　懂脾胃，才能养好脾胃

第1节　中西医的"脾胃"，并非同一概念 002

第2节　小心！这些因素正损伤着你的脾胃 007

第3节　这些脾胃虚弱的信号，你有吗 012

第4节　做好这三件事，不花一分钱也能调理脾胃 016

## 第 2 章　脾虚的典型症状，你有吗

第1节　如何判断自己是不是脾虚？食疗前先辨证 020

第2节　脾虚的人老得快 027

第3节　调理脾胃虚寒，用家里的葱姜蒜椒就行 032

第4节　口淡都是脾虚惹的祸，一粥一汤包你吃得香 036

第5节　胃口差是脾胃虚弱？原因可能不那么简单 040

第6节　口中总有挥之不去的甜味，多从脾胃损伤找原因 044

第7节　办公一族脾胃多虚弱，三杯茶帮你轻松顾护 048

# 第3章　胃痛、胃胀、胃酸……胃病老不好，该怎么办

第1节　为什么会胃不好？一茶一汤养好胃 054

第2节　导致多种胃病的元凶——幽门螺杆菌，怎么抓出来 058

第3节　胃痛怎么办？六个小妙招帮你快速缓解 063

第4节　反酸、胃灼热，我推荐一碗汤来帮你 069

第5节　胃胀不适，一个动作两个穴位来缓解 076

第6节　焦虑、生气导致胃病发作，一茶一粥助你解困 081

第7节　做好这几件生活小事，远离胃十二指肠溃疡 085

第8节　如果身体有这几个表现，一定要警惕是不是胃下垂 090

# 第4章　脾胃不好，肠也受累

第1节　肚子总是咕咕叫，这杯茶帮你缓解 096

第2节　拉肚子只是小问题？六个食疗方拿走不"泻" 100

第3节　夏季急性腹泻高发期，建议备好这些药应急 108

第4节　慢性便秘如何调理 114

第5节　做好预防和检查，肠癌并不可怕 118

第6节　如果身体有这些暗示，你就要去消化科做这些检查了 123

# 第**5**章　百病先从脾胃治

第1节　咽喉总有异物感，一道双梗利咽茶帮你赶走 128

第2节　口臭不敢张嘴？两杯茶轻松赶走口气 132

第3节　"喝水都胖"和"狂吃还瘦"，一茶一汤来调理 139

第4节　睡眠不好怎么办？一碗汤让你睡到天亮 146

第5节　早起一杯水，轻松润肠养胃 152

第6节　脾胃不好不能喝茶？正确喝茶养胃健脾 157

# 第**6**章　用对药膳，顾护脾胃又养生

第1节　白色山药胜人参，补脾、益肺又固肾 162

第2节　金银花，助你解决春天胃热上火的烦恼 167

第3节　木棉花也能祛湿？教你怎么用它煲汤 171

第4节　"四时神药"茯苓健脾祛湿，一年四季都不能少 174

第5节　白术是"补气神器"，煲汤加一点健脾又祛湿 178

第6节　一两陈皮一两金，日常食疗养生不可错过它 182

第7节　最简单的脾胃养护方法，用黄芪泡水喝就行 186

第8节　每个家庭都有的煲汤好料，小小一根党参补气养血 189

第9节　秋天常吃"水中人参"芡实，对身体的好处真是太多了 193

第10节　秋天煲汤用沙参，益胃润肺各不同 197

第11节　艾草能逐一切寒湿，还可以防"新冠" 202

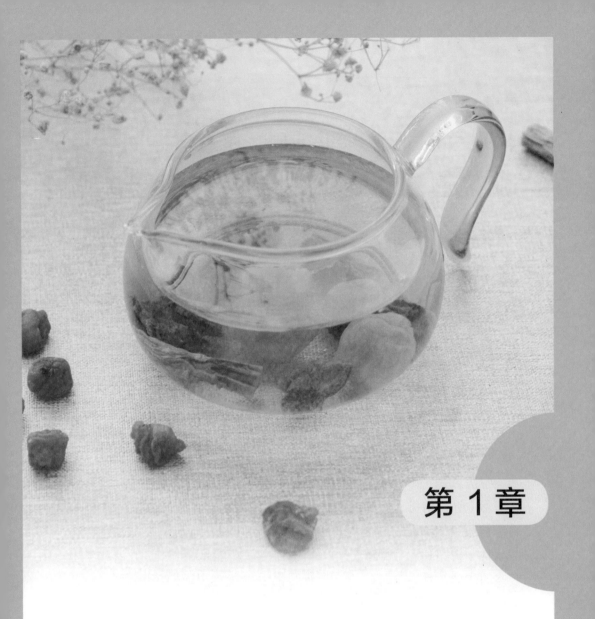

第 1 章

# 懂脾胃，才能养好脾胃

　　我国进入了"全民补脾胃"的时代，不少人都说自己脾胃虚弱，总问该如何调理脾胃，但其实他们对脾胃不甚了解。脾胃究竟是什么？它有什么功能？哪些因素会损伤脾胃？脾胃虚弱会怎么样？搞清楚这些问题，才能养好脾胃。

# 中西医的"脾胃"，并非同一概念

西医学的脾胃和中医学的脾胃是两种概念。

在西医学概念中，脾、胃是两个独立的器官。脾位于人体腹腔的左上方，呈扁椭圆形，是人体内最大的淋巴器官，起到造血、储血、滤血和免疫等作用，可称为"人体的血库"；而胃位于膈下，腹腔上部，像一个斜着的"口袋"，具有消化、吸收、泌酸等一系列功能。从狭义上来说，胃是人体重要的消化器官之一，与大肠、小肠、肝、胆、胰腺共同完成人体的消化吸收过程。

中医的"脾胃"则涵盖了"消化系统"整个范畴，西医所说的脾和胃仅仅是其中的一部分。中医的"脾胃"是一个广义的概念，所指的并不是一个具体的器官，而是一种功能上的概念。

## ◎ 脾的生理功能 ◎

中医认为"脾"为五脏之一，是人体对饮食进行消化、吸收并输布其精微（所谓精微，是指食物被消化后可以转化为气血的部分，而不能被身体所用的部分就是糟粕）的重要脏器，在消化系统的功能与地位上远远优于胃腑（胃乃六腑之一）。其主要生理功能是主运化、升清和统血。人体的生命活动，精、气、血、津液的化生与充实，均依赖于脾胃运化的水谷精微，所以脾胃又合称为"后天之本"。

### 1 主运化

运化水谷和水液，是脾主运化功能的两个方面，二者可分而不可离。

运化水谷：脾运化水谷的过程可分为三个阶段。

① 帮助胃肠将饮食分解成精微和糟粕两部分；

② 帮助胃肠道吸收水谷精微；

③ 把吸收的水谷精微运输到全身，使全身脏腑组织都能得到充分的营养，而进行正常的生理功能。

若脾运化水谷的功能减退，则饮食得不到很好的消化，水谷精微不能很好地吸收和输布，就会出现腹胀、便溏或完谷不化、食欲减退，以致倦怠、消瘦等症状。

脾的运化关系到饮食的消化及精微物质的吸收和输布，所以我在临床上遇到消化不良、精微物质不能吸收和输布的患者，会从健脾入手进行治疗。

运化水液：脾运化水液是指对水液的吸收、转输和布散作用，是脾主运化的一个组成部分。饮食中营养物质的吸收，多属于液态状物质，所谓运化水液的功能，即是将被吸收的水谷精微中的多余水分，能及时地转输至肺和肾，通过肺的通调功能、肾的气化功能，化为汗和尿排出体外。

因此，脾的运化水液功能健旺，就能防止水液在体内发生不正常停滞。反之，如果脾的运化水液功能减退，必然导致水液在体内停滞，而产生水、湿、痰、饮等病理产物，甚至导致水肿。所以《素问·至真要大论》有"诸湿肿满，皆属于脾"之说。正因为脾有运化水液的作用，当脾虚不运而造成水湿痰饮，并引起一系列病症时，即可从治脾入手。

## 2 主升清

脾主升清包括两方面的内容。一是指脾将运化的水谷精微向上转输至心、肺、头目，通过心肺的作用化生气血，以营养全身。若脾不升清，则水谷不能运化，气血生化无源，可出现神疲乏力、头晕目眩、腹胀、泄泻等症。

二是指脾气主升，对维持腹腔内脏位置的相对稳定有重要作用，若脾气不升，中气下陷，则可见久泻脱肛、内脏下垂等病症。对脾不升清而致的头晕目眩、腹胀泄泻，以及由脾气下陷而致的内脏下垂、久泻脱肛等病症，都可采用补脾气、升清阳的方法进行治疗。

## ③ 主统血

脾主统血指脾有统摄血液在经脉之中流行,防止逸出脉外,保证血液"循规蹈矩"地运行于身体各处的功能。脾统血的主要机理,实际上是脾通过运化水谷,化生气血,气充沛则能行固摄之功,而统摄血行,即"气能摄血"作用的具体体现。

脾气健运、气血充沛,则血行正常。若脾的运化功能减退,气血虚亏,气的固摄功能减退,则导致出血。临床上称为"脾不统血"。

脾不统血所致出血,通常有以下特点:

① 出血量少、色淡,但持续时间较长;

② 以下部的尿血、便血、月经淋漓不净及皮下出血等为多见;

③ 多伴有疲乏无力、纳呆腹胀等脾气虚弱之象。

## ◎ 胃的生理功能 ◎

胃,又称胃脘,分上、中、下三部。胃的上部称上脘,包括贲门;胃的中部称中脘,即胃体的部位;胃的下部称下脘,包括幽门。胃的主要生理功能是受纳与腐熟水谷,胃以降为和。

## ① 主受纳,腐熟水谷

受纳,是接受和容纳的意思,人体所有入口的饮食,都要经过食道,容纳并暂存于胃腑。腐熟,是饮食经过胃的初步消化,形成食糜的意思。饮食入口,经过食管容纳于胃后,就开始进入消化程序,由胃"研碎"磨成食糜。由此可知,胃具有容纳并暂存饮食的作用,所以又被称为"太仓"。

机体的生理活动和气血津液的化生,都要靠饮食的营养,所以胃又有"水谷气血之海"的叫法。如《灵枢》说:"人之所受气者,谷也;谷之所注者,胃也;胃者,水谷气血之海也。"容纳在胃中的水谷,经过胃的腐熟后,下传于小肠,其精微经脾之运化而营养全身。所以,胃虽有受纳与腐熟水谷的功能,但必须和脾的运化功能配合,才能使水谷化为精微,以化生气血津液,供养全身。

## ② 主通降,以降为和

胃为"水谷之海",饮食入胃,经胃的腐熟后,必须下行入小肠,进一步消化吸收,所以说胃主通降,以降为和。由于在藏象学说中,以脾升胃降来概括机体整个消化系统的生理功能,因此,胃的通降作用,还包括小肠将食物残渣下输于大肠,及大肠传化糟粕的功能在内。

胃的通降是降浊,降浊是受纳的前提条件。所以,胃失通降,不仅可以影响食欲,还可因浊气在上而发生口臭、脘腹胀闷或疼痛,以及大便秘结等症状。

## ◎ 脾与胃互为表里,关系和谐才不生病 ◎

脾与胃通过经脉相互络属而构成表里关系。胃主受纳,脾主运化,两者之间的关系是"脾为胃行其津液",两者共同完成饮食的消化吸收及其精微的输布,从而滋养全身,故称脾胃为"后天之本"。

脾主升,胃主降,相反相成。脾气升,则水谷之精微得以输布;胃气降,则水谷及其糟粕才得以下行。由于脾胃在生理上的相互联系,所以在病理上也是相互影响的,如脾为湿困,运化失职,清气不升,即可影响胃的受纳与和降,出现食欲下降、脘腹胀满、恶心呕吐等症。反之,若饮食失节,食滞胃脘,胃失和降,也可影响脾的升清与运化,可出现腹胀泄泻等症。

## ◎ 脾胃是人体气机升降运转的枢纽 ◎

脾胃是维持我们生命活动的重要环节,其升降运动构成了人体气机升降的枢纽。人之一身气机,升降有序,变化有常,皆仰赖于五脏之间气机的升降。脾胃居中焦,为气机升降之枢纽,肝之疏泄、肺之肃降,一升一降,调节机体一身之气血,心肾上下相通,水火互济,一阴一阳,维持机体一身之气的平衡。以脾胃为中心，肝、肺、心、肾四脏协调共济，共同维持机体气机之升降，维系饮食的消化、吸收及代谢。若中焦脾胃调控失健，则气机升降失司，余脏受累，百病由生。治疗上，重在恢复脾胃升降气机的功能，从而使心、肺气机下降，肝、肾之气上升，共同维持人体气机升降的和顺畅达，则病无所生。

# 小心! 这些因素正损伤着你的脾胃

随着生活节奏的加快，工作压力的不断增大，人们的身体和精神都面临着更大的挑战，一些不良的饮食、生活习惯正慢慢侵蚀我们的身体，长此以往将对我们的脾胃造成不同程度的伤害。那么，伤害脾胃的因素究竟有哪些？接下来，我们分别从外部因素和内部因素两方面详细说明。

## ◎ 外部因素 ◎

导致脾胃虚弱的外部因素有多种，如饮食所伤、情志不调、劳逸失度和滥用药物等，这些外因所致的脾胃病在临床中屡见不鲜。要想脾胃健，就得避免以下不良习惯。

## 1 饮食所伤

**——不按时就餐，过饥过饱，过食辛辣、过甜、过咸食物，过饮浓茶、咖啡、酒**

饮食损伤，是临床常见的脾胃病原因。当今大多数年轻人因为工作节奏快、压力大，一般都不能养成良好的饮食习惯，饥一顿、饱一顿，凉一顿、热一顿，迟一顿、早一顿。长此以往，不少人都落下了胃痛腹胀、不想吃饭、嗳气反酸的"老胃病"。

现代人生活富裕，多食肥甘厚腻之品，鱼肉酒饮，逼着脾胃超负荷工作，日久也会损伤脾胃、痰湿内生，出现形体肥胖。经常吃冷食，会消耗脾胃阳气，日久造成消化道动力不足，导致胃胀腹胀、食物不消化等。经常吃辛辣东西，会耗伤胃阴，导致胃脘灼热、热痛、便秘等。

所以，养好脾胃的重点是养成良好的饮食习惯：一日三餐，规律进食，细嚼慢咽，定时定量，吃七八分饱；食物以清淡松软为主，少食寒凉、辛辣、油炸、过酸、过甜、烧烤、烟熏等食物，不饮浓茶、咖啡及烈酒等刺激性饮料，禁止吸烟。

## ② 情志不调

### ——思虑过度，忧思恼怒，紧张，焦虑，抑郁等

脾在志为思，思即思考、思虑，是人的精神意识、思维活动的一种状态。正常的思考问题，对机体的生理活动并无不良的影响，但在思虑过度、所思不遂等情况下，就能影响机体的正常生理活动。其中最主要的是影响气的正常运行，导致气滞和气结，所以《素问》说："思则心有所存，神有所归，正气留而不行，故气结矣。""思则气结。"《素问·阴阳应象大论》又说："思伤脾，怒胜思。"恼怒、忧伤、紧张、焦虑或抑郁等会损伤脾胃，令脾胃气滞、胃痛腹胀，或使胃气上逆，出现恶心反酸。

现代医学也认为良好的情绪能促进胃肠消化吸收，而且把功能性消化不良归类到心因性疾病之列。所以，我们要保持良好的心态，尽量在安静、整洁、舒适的环境下进食，怀着愉悦的心情就餐，在饭桌上尽量不谈令人有压力和不高兴的事。

## ③ 感受外邪

### ——风、寒、暑、湿、燥、火六邪侵体，其中最怕寒湿之邪

风、寒、暑、湿、燥、火被称为六邪（六淫）。其中，脾胃最怕的就是寒湿之邪。夏天酷暑，人体为了散热，血液循环加快、毛孔扩张，汗液外出。空调吹冷风，强力闭住毛孔，一方面造成热不得散，汗不得出，热不得散则生内热，汗不得出则生湿邪；另一方面会暗耗人体阳气，日久使人阳虚，寒热虚实错杂。人体外面那层倒是降温了，里面"烧"得更厉害，所以空调一关，人觉得更热、心烦。

夏天炎热，许多人喜欢吃冰激凌、冷饮、冰西瓜以及低温的酸奶、牛奶，基本就不吃温热的东西，寒湿就这么伏在体内，阳气就这么衰弱下去了。古代人们没有如此普遍的脾虚现象，真的是得益于没有那么多水果吃也没有冰箱可用。

## 4 劳逸失度

### ——劳力过度，劳神过度；安逸过度，久坐不动

劳累过度或安逸过度同样会导致脾胃损伤，劳累过度主要包括劳力过度和劳神过度。

劳力过度，是指持久地从事繁重或超负荷的体力劳作，积劳成疾；或突然用力过度与不当，而造成伤损。肺为气之主，脾为生气之源，劳力太过尤易耗伤脾肺之气，常见肢体困倦、少气懒言、喘息汗出、形体消瘦等症。

劳神过度，是指长期用脑过度、思虑劳神而积劳成疾。脾在志为思，思虑太过常损伤脾气，使脾失健运，而见食少纳呆、腹胀、便溏、四肢倦怠等症。

安逸过度也会损伤脾胃，一方面，安逸少动会导致气机不畅。如果长期运动减少，则人体气机失于畅达，可以导致脾胃等脏腑的功能活动呆滞不振，出现食少、胸闷、腹胀、肢困、肌肉软弱或发胖臃肿等，甚则形成气滞血瘀、水湿痰饮内生等病变。另一方面，过度安逸会导致阳气不振、正气虚弱。过度安逸或长期卧床，阳气失于振奋，会导致脏腑组织功能减退，体质虚弱，正气不足，抵抗力下降等。如《素问·宣明五气》说："久卧伤气，久坐伤肉。"

脾主运化、主肌肉，久坐缺乏运动、劳逸失常，会导致四肢肌肉气血不通。缺乏运动，胃肠运动减弱，脾胃运化气机就会受到影响，消化吸收功能下降，导致吃饭不香、餐后腹胀、嗳气、便秘等。

## 5 盲目进补

### ——进补不对症，保健品使用不恰当

近些年，随着经济发展，生活水平的提高，人们的保健意识大为增强，很多人一到秋冬季就寻求进补，或者常年服用各种保健品。但进补是否对症、保健品使用是否恰当是一大问题。大量进补、不对症进补会导致原本健康的脾胃出问题或已经虚弱的脾胃出现更严重的问题，从而出现"越补越虚"的问题。

## 6 滥用药物

### ——慢性病长期服用药物

患各种慢性病的中老年人，须长期服用各种药物，尤其是心血管疾病和关节病患者，长期服用非甾体抗炎药物，这些药物都要经过胃肠吸收，会损伤胃黏膜，增加胃十二指肠溃疡、消化道出血的风险。所以，用药、进食补品一定要在医生的指导下，不可擅自服用，以免损伤脾胃运化，影响人体健康。

## 7 过量吸烟

### ——过量吸烟伤肺又伤胃

大多数人认为，吸烟只伤害肺部及呼吸系统。其实，过量吸烟也会对胃造成极大伤害。烟草中的尼古丁进入人体后，经过血液循环到达胃部，可引发胃炎。尼古丁对胃的破坏主要体现在三个方面：其一，能使胃黏膜下血管收缩、痉挛，致黏膜缺血、缺氧，从而破坏胃黏膜完整性；其二，易使胃幽门括约肌松弛，胆汁反流，胆汁可破坏胃黏膜屏障，造成黏膜糜烂、炎症；其三，吸烟能增加胃的蠕动、促进胃酸分泌增加，在胃黏膜屏障破坏的基础上，胃酸又加重了对胃黏膜的损害。因此，建议大

家养成良好的生活习惯，吸烟者最好能戒烟。

## ◎ 内在因素：与生俱来的脾胃虚弱 ◎

有的人在饮食和生活习惯上很注意，平时也没有吸烟、饮酒等不良习惯，但脾胃仍旧虚弱。这种脾胃虚弱是与生俱来、先天决定的，中医讲的"素体脾虚"，用现代语言来说就是由个体基因遗传导致的。这类人体质素弱、面黄肌瘦、食少纳呆、疲乏无力。对他们来说，养脾胃要重视先天，首先要解"内忧"。可以通过常吃各种健脾胃的药膳，艾灸中脘、关元、足三里，按揉公孙、天枢等穴位，同时坚持运动锻炼，以改善体质、增强脾胃功能、促进消化吸收。适宜项目有八段锦、太极拳、散步等活动。

# 这些脾胃虚弱的信号，你有吗

> 脾为后天之本，气血生化之源。人的后天身体状况、健康与否关键在脾胃。脾胃调养好了，百病不生。要想养好脾胃，首先要知道脾胃虚弱会有哪些表现，才能"对症"养护。

## ◎ 出现各种消化系统疾病 ◎

"脾主运化，胃主受纳"，脾和胃的功能，和消化系统的关系最为紧密。上至食管，下至肛门，整个消化道都和人类的"进食—消化—吸收—排泄"有密切的关系。如果一个人的脾胃功能不好、胃肠蠕动变差，则会出现进食易有饱胀感、嗳气频繁、消化不良、腹胀，甚至便秘、腹泻的情况。因此，临床上慢性胃炎、慢性肠炎、功能性消化不良、肠易激综合征等患者多数是脾胃功能差的人。

## ◎ 营养不良，消瘦或虚胖 ◎

有的人吃得很好，膳食结构合理，但营养不良，大多是脾胃虚弱所致；饮食摄入再合理，脾胃不健运，营养也不能被身体有效吸收。有的人食欲好，很能吃，但形体消瘦、容颜偏老，这是胃强脾弱所致。胃主受纳，这些人胃功能良好，但因为脾弱，吃进去的食物不能得到很好的运化，不能转化为人体所需要的精微物质（气血），结果还是营养不良。

还有一种人平日"喝凉水都胖"，稍微吃一点就胖起来。这种情况多半是虚胖，是脾胃虚弱的另一种体现。脾的运化功能失常，人体新陈代谢异常，体内的津液便会积留在体内，看上去很"胖"。这类人想要瘦身，首先要解决脾胃虚弱的问题。

## ◎ 口中异味，唇暗淡粗糙 ◎

"脾开窍于口，其荣在唇；脾气通于口，脾气足能知五谷。"脾气足者呼出的气无异味，吃食物可品出其中香味，脾胃虚弱者则口中异味（口甜、口咸、口淡、口苦、口酸）。

另外，脾胃虚弱者唇白而粗糙；若寒凝脾中，则唇紫或者黑。许多现代女性靠涂口红遮盖暗淡粗糙的嘴唇，却不懂只要调好了脾，就可使嘴唇自然红润。

## ◎ 焦虑、抑郁 ◎

脾藏意、主思。意，是忆念之意。思，是思考、思虑的意思。这说明人的记忆与思考跟脾的功能有关，如果脾主思的功能异常，就会造成头晕目眩、烦闷健忘等情况，很多抑郁、焦虑等精神、心理疾病也与脾的功能异常有关，也可从脾入手来调理。

## ◎ 贫血 ◎

脾主统血，有统摄血液在经脉之中流行，防止溢出脉外的作用。如果脾统血的功能失常，就会造成血离经脉而出现便血、尿血以及妇科的月经失常等情况。所以，一些妇科的疾病也可从脾论治。

## ◎ 痰湿 ◎

**1 导致水肿、小便少、小便排出不利等情况。**

如果脾胃虚弱，运化水湿失常，痰湿就会停留在体内，出现上述症状。临床上，肾科的慢性肾功能衰竭综合征、间质性肾炎、肾病综合征等疾病与脾胃虚弱相关。

**2** **湿在外蕴于肌肤可造成皮疹以及皮肤瘙痒等情况。**

临床上皮肤科的皮肤瘙痒症、湿疹、银屑病等疾病与之相关。

**3** **湿在内可引起腹泻、腹胀、食欲下降等情况。**

临床上消化科的慢性胃炎、慢性肠炎、功能性消化不良、肠易激综合征等疾病与之相关。

**4** **湿可造成咳嗽、喘证等呼吸系统疾病。**

水湿停聚，则痰饮内生，所以有"脾为生痰之源"一说。

**5** **诱发一些肿瘤的产生。**

湿、痰、水、饮停留在体内，会阻碍机体气血的流通，久则生瘀成积，所以一些肿瘤的产生也与脾虚有一定的相关性。

## ◎ 睡眠障碍 ◎

"胃不和则卧不安"，中医学认为，脾胃不好就会导致睡眠质量下降或者不易入睡。"脾为气血生发化之源"，气和血均是构成人体和维持人体生命活动的基本物质，气、血对人的睡眠有直接影响。《灵枢》中载："壮者之气血盛，其肌肉滑，气道通……故昼精而夜瞑。老者之气血衰，其肌肉枯，气道涩……故昼不精而夜不瞑。"意思是说，年轻人身强力壮、气血充盛，所以睡得安稳；而老年人机能衰退、气血亏虚，故睡得不踏实。而胃乃"太仓""水谷气血之海"，为后天之本。

胃之功能健旺、通降调和，才能受纳、腐熟水谷、化为精微，以化生气血津液，使气血充盈，内助五脏六腑之精血，形与神俱，方能静而安卧；若胃之机能紊乱，通降失和，受纳、腐熟水谷失司，不能化生精微，气血生化乏源，五脏六腑无以充养，形神日衰，则致夜寐不宁。可见，李东垣所说"内伤脾胃，百病由生"是有一定道理的。

有些人尤其是年轻人原本处于精力充沛的年龄，却总是每天睡不醒，白天无精打采，大多数是脾虚湿盛导致的。脾"主升清"，将摄入的食物转化为营养物质上济大脑，为大脑的精神活动提供能量。总觉得脑袋昏昏沉沉、人迷迷糊糊的，多半是脾的升清功能受到限制，清气无法上升到大脑，导致头脑不清醒、嗜睡等症状。

脾的升清功能受限分为两种情况：一种是脾虚，虚弱到无力"升清"至大脑；另一种是脾虽不虚，但是身体内湿气过盛，脾被湿困，就像用绳子把脾捆绑住一样，即使脾使出浑身解数也不能发挥升清的作用，而导致头脑混沌。

# 做好这三件事，不花一分钱也能调理脾胃

随着大众健康意识的普及，人们深知补养脾胃的重要性。他们中有的人就会问：补脾要吃点什么好呢？是人参还是冬虫夏草？其实都不用，调理脾胃不一定要一掷千金买名贵药材。你完全可以不花一分钱，只要做到以下三件事也能调理脾胃。

## ◎ 调理脾胃第1件事：饮食规律 ◎

规律饮食，定时定量，细嚼慢咽。这是保养脾胃的第一步，特别是胃本来就不好的人，更要少吃辛辣、刺激以及生冷食物。另外，要注意定时吃饭，不要不吃早餐或在临睡前吃大量夜宵，也不要狼吞虎咽，更不要站着吃或边走边吃，吃饭时不要讨论问题或争吵。

吃饭还要做到七八分饱。许多人在饮食上不加以注意，如果碰上喜欢吃的食物，非要吃到撑才罢休。其实这样的吃饭方法对我们的肠胃是非常不好的，尤其是脾胃虚弱的人，在每次吃饭的时候，吃到七分饱就可以停止了，吃过多会加重我们的肠胃负担，而且会使我们的病情加重。因此大家在日常的饮食中一定要注意控制好食用量。

## ◎ 调理脾胃第2件事：生活规律，劳逸结合 ◎

要养成劳逸结合的生活习惯。现代人工作紧张，夜生活也比较丰富，很难像古时候那样"日出而作，日落而息"，有一些特殊工种如护士很难保证正常的休息。因此，需要自我调整，达到张弛有度，空闲的时候抓紧时间休息，不要自恃年轻而只顾玩乐。年轻时阳气旺盛，一旦年纪变大，阳气虚衰，很多问题就会接踵而来。

脑力劳动者在觉得注意力不集中、大脑疲倦、眼睛肿胀时，应该

站起来适当做些活动，散散步，透透气，眺望远方，对脑力的恢复和神经的调节很有益处。进行体力劳动时，应控制好时间，适当停下来休息，喝点水。

## ◎ 调理脾胃第3件事：心情舒畅 ◎

不良的情绪会造成胃肠功能紊乱，出现便秘、腹泻、腹痛、食欲不振、消瘦等情况；紧张会造成胃酸分泌增多，而使胃炎迁延难愈；忧思过度，长期思虑劳神，则会损伤脾。负面情绪，尤其是愤怒的情绪会损伤肝脏，中医认为肝气不舒会损伤脾胃，长此以往，脾胃必然受损。因此，豁达、开朗的情绪是脾胃健康的关键，所以中国自古就有"心宽体胖"的说法。

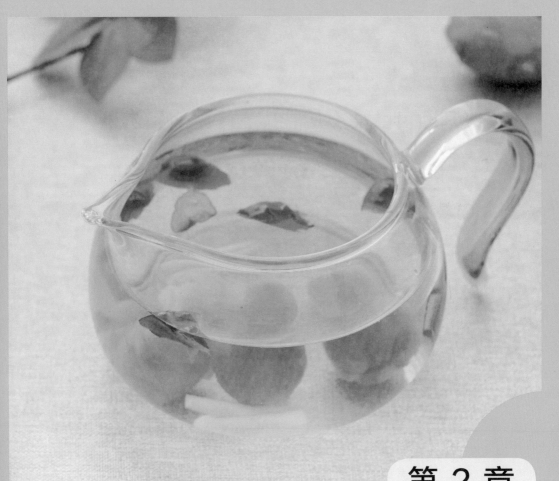

# 脾虚的典型症状，你有吗

以前，我们很少关注脾虚，但是近年来，随着社会的发展以及生活方式的改变，脾虚之症越来越多地出现在我们的生活中。那怎么判断自己是否有脾虚？脾虚会有哪些典型症状呢？

# 第 2 章

# 如何判断自己是不是脾虚？食疗前先辨证

脾虚对人的健康有很多影响，不仅会造成腹胀、腹泻等常见症状，还会导致多种疾病。如何判断自己是不是脾虚呢？下面我们就从三个方面入手。

## ◎ 脾虚的三种类型 ◎

什么是脾虚？脾虚，为中医病机术语，泛指因脾脏虚损、脾失健运所产生的一种病理状态，包括脾气虚、脾阳虚、脾阴虚三种类型。

### 1 脾气虚

脾气具有温煦、推动脾运化的作用，如果人体脾气虚，就会导致脾运化失健，也就是脾气虚证。脾气虚则运化无力，身体各器官得不到足够的营养，主要表现为面色萎黄、肌肉消瘦、四肢无力、容易疲劳、没精神、不爱说话、不爱吃饭等。

### 2 脾阳虚

脾阳虚很可能是由脾气虚加重导致的。脾阳虚又称为脾胃虚寒，是指脾的阳气虚弱不足的症状，通俗来讲就是人体的能量缺乏，身体的血液不能顺畅流通。夏日常吹冷气、吃生冷食物、饮食不规律都会导致阳气的消耗，久而久之变成脾阳虚。其主要表现为手脚冰凉，容易怕冷，稍吃生冷食物便会腹胀、腹痛。

**③ 脾阴虚**

脾阴虚指脾阴液不足，濡养失职，运化受累，导致身体得不到足够营养。脾阴亏虚多因长期过食辛辣、肥甘，或胃肠湿热，灼伤脾的阴液所致，长期腹泻、呕吐也可耗伤脾的阴液。脾阴虚主要表现为胃腹隐痛、口干舌燥、大便秘结、身体消瘦、潮热盗汗、五心烦热等，平日应注重滋养脾阴、养阴生津。

## ◎ 怎么判断自己是不是脾虚 ◎

脾虚的人，可以通过三个方面来自我判断：一看形体，二看五官，三看症状。现比较具体地列出来脾虚的表现，大家可以对照看看。

**① 一看形体**

有的过于消瘦，好像一阵风就能吹倒；有的很胖，看似体格庞大，其实虚浮，一点都不结实；还有的说话有气无力，精神不振，未老先衰。

**② 二看五官**

脸色：一个人的脸色暗淡发黄，如果没有及时治疗，脸色就会逐渐变成"萎黄"，即脸颊发黄、消瘦枯萎。

流口水：《黄帝内经》指出"脾主涎"。这个"涎"是脾之水、脾之气的外在表现。一旦脾气虚弱，"涎"就不听话了，经常流口水，尤其是睡觉时。

口唇：一般来说，脾胃功能正常的人，嘴唇红润、干湿适度、润滑有光。如果一个人嘴唇色淡无华，干燥、脱皮，那就是脾虚了。

鼻尖：鼻尖色白枯槁，是脾胃虚衰，胃气不能上荣之候。

## 3 三看症状

没胃口：食欲下降，吃饭不香。

易饱：稍吃一点东西就腹部饱胀。

大便稀烂：稍吃生冷寒凉油腻食物就会发作。

便秘：即使没有大便干结也会排便无力不畅。

睡眠不好：入睡困难、早醒、多梦等。

如果以上症状你大部分都符合，结合舌淡胖边有齿印，苔白，脉弱无力，你可能就是有脾虚，不妨试试从日常生活及饮食入手调理。

## ◎ 脾虚的人该怎么吃 ◎

损伤脾的一大原因就是饮食所伤，要养护脾胃也要先从吃入手。除了保证三餐定时、定量，饮食清淡、温软外，吃一些食药材也可达到补脾虚的良好效果。

## 1 脾气虚

脾气虚的人常表现为：倦怠乏力，大便溏稀，食欲减退，神疲懒言，食后腹胀，脘腹隐痛，遇劳而发，口淡不渴，面色萎黄，排便无力。舌淡或伴齿痕、苔薄白，脉弱无力。

**健脾补气食疗方：** 黄芪党参茯苓粥

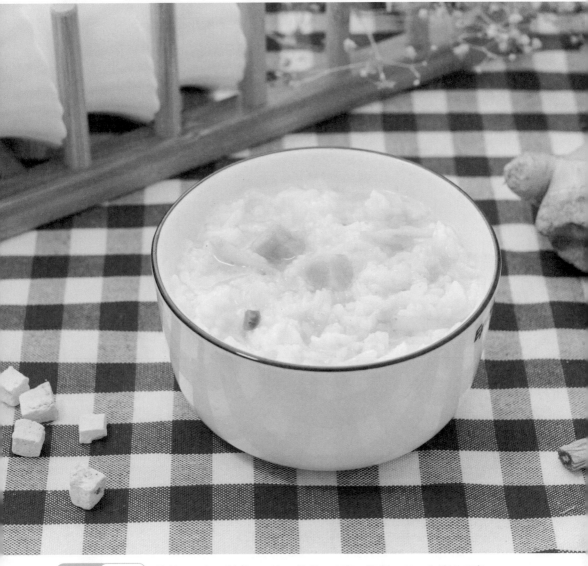

材料 2人份 黄芪20克，党参20克，茯苓20克，生姜3片，大米80克。

做 法 将生姜切为薄片，与党参、黄芪、茯苓一起浸泡半小时，大米淘洗干净，与以上材料同煮成粥。

功 效 健脾补气消脸黄。

适合人群 适用于脾胃气虚者，见脸色萎黄、精神疲倦、大便稀薄等。

## ② 脾阳虚

脾阳虚的人常表现为：大便清稀甚至完谷不化，脘腹冷痛喜温喜按，遇寒或饥时痛剧，畏寒肢冷。肠鸣辘辘，口泛清涎，面色虚浮而苍白，白带清稀量多。舌淡胖伴齿痕、苔白滑，脉沉缓。

### 健脾温中食疗方：胡椒干姜炖猪肚

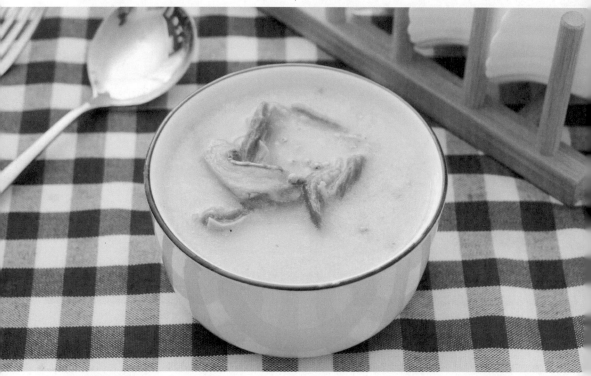

**材料** 2人份 　猪肚1个，胡椒5克，干姜5克。

**做法** 　猪肚洗净，置砂锅中，加水适量；加入以上调味料，以文火炖至软烂即可食用。

**功效** 　健脾温中消虚浮。

**适合人群** 　适用于脾胃虚寒者，见颜面浮肿，脸色苍白，畏寒乏力，手足不温，便溏等。

## ③ 脾阴虚

脾阴虚的人常表现为：饥不欲食，肌瘦肤热，唇干少饮，脘腹痞胀，大便偏干排出无力，手足烦热；嘈杂不适，舌质嫩偏润、苔少，脉细弱偏数。

### 健脾滋润食疗方: 沙参山药花胶汤

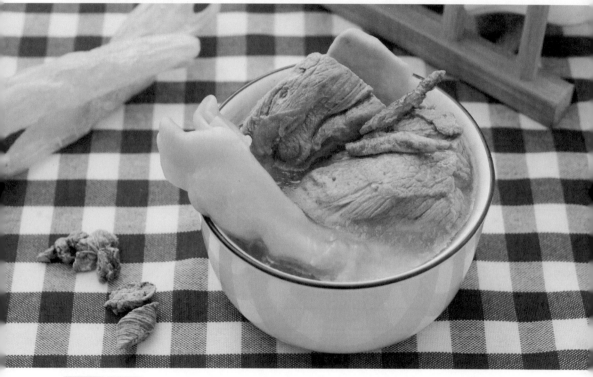

**材料** （2人份） 沙参20克，山药20克，花胶50克，猪瘦肉300克或鸡半只。

**做 法**
①鸡半只或猪瘦肉300克焯水去净血污；
②花胶浸泡，其他配料洗净；
③将肉和所有配料倒进煲内，加入适量沸水，用大火煮沸；
④沸腾后转用小火煲1.5小时，加入盐调味即可食用。

**功 效** 健脾滋润去皱纹。

**适合人群** 适用于脾胃阴虚者，见面部苍老、皱纹增多、唇肤干燥、大便干结等。

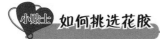 **如何挑选花胶**

　　一般来说，挑选花胶时可以放在灯光下照一照，若花胶呈半透明的状态，质量较好。此外，最好选择较厚身的，表面没有瘀血，无花心（所谓花心，即在晒干过程中，阳光或焙热过热，形成鱼肚表面干，而中间未干，日子一久，鱼肚中心变成腐肉，一浸水后便会发出臭味），闻之无臭味。花胶厚身肥大，形如马鞍，面有V字纹。另外，花胶又像普洱茶一样，愈旧愈贵，而花胶的颜色愈深，则代表它愈旧，储存愈久愈好，经常曝晒更可吸取日月精华，提炼出香味。刚买回来的花胶，最好先晒一晒再吃，味道会更浓。

# 脾虚的人老得快

不少人都跟我诉说自己总是面色不好、口唇色淡，还精神不振、疲倦乏力，不知道是不是脾胃出了问题？该怎么判断？又如何调理？说真的，五脏六腑功能的盛衰确实可以反映在颜面上，其中脾胃的好坏主要表现在脸部、鼻子和口唇上。如果脾虚，人的颜面看上去会显老。

## ◎ 脾虚的人为何老得快 ◎

脾虚，则运化水谷、水湿的功能受损，升降失司，将导致气血不足、精微输布不利、气机升降失常等一系列问题，这些问题都会一一反馈到面部。

### 1 运化水湿不利：颜面浮肿

脾与美容的关系体现在脾主运化，脾能运化水湿。如果脾运化水湿的功能失常，水湿停聚于体内，就会出现颜面、眼袋浮肿等表现。水湿停留久则化热，湿热上冲熏于面，还可导致面部痤疮、酒渣鼻等，从而影响人体的颜面，显得苍老。

### 2 气血生化不足：面色萎黄，唇色暗淡

脾是生化气血的源头，如果脾生化的气血不足或者体内气血消耗过多，就会造成气血亏虚、瘀滞，皮肤缺少气血的濡养，皮肤代谢的废物无法正常排出，肤色就会暗沉，呈现出土黄色。因此，要想保持容颜靓丽，就要养脾养气血。脾开窍于口，脾虚则唇色暗淡无华，用再多的化妆品也只是掩盖。要想肤色、口唇红润，先要从内调养好脾胃。

## ③ 气机升降失常：大便不通，内毒不排

人体不断地摄取食物，吸收精华，排泄糟粕，以维持机体物质代谢和能量转换的动态平衡。脾升胃降是维持这种动态平衡的根本保证。脾升将精微物质上输到心、肺、头、面；胃降可将食物残渣和五脏代谢过程中的产物降于小肠，进而到大肠，排出体外。如果脾胃虚弱，升降失司，就会出现大便秘结不通、内毒不排，呈现眼袋下垂、皱纹增多、雀斑色斑。

## ◎ 面色发黄常有脾虚 ◎

我们黄种人都是黄皮肤，正常的面色是黄而明亮、润泽的，并且微微泛红，也就是"红黄隐隐，明润含蓄"。异常面色的黄是萎黄，黄无光彩、黄而晦暗等。脾虚则气血不足，反映到面部就会显得暗淡无光、色黄晦暗。所以脾有问题的人，面色、气色都不会太好。

### ① 五行学说里提出了五色主病

青色主肝病，赤色主心病，黄色主脾病，白色主肺病，黑色主肾病。如果黄色太过、黄色不及、黄色一色独显，或者与青黑等颜色一起显现，那就是病色。

### ② 不同的黄色提示不同的脾胃问题

中医认为，如果出现了异常的病色的黄，首先要考虑是脾胃出了问题，因为黄色主脾胃病，主虚证、湿证。不同的黄色提示脾胃的不同病理状况。

① 面色淡黄，枯槁无光，称"萎黄"，提示脾胃虚弱，气血不足；
② 面黄且浮，称"黄胖"，多是脾气虚衰，湿浊内停所致；
③ 若面黄且目黄，称"黄疸"；
④ 黄而鲜明如橘子色，属"阳黄"，多是脾胃湿热熏蒸肝胆所致；

⑤ 黄而晦暗如烟熏，属"阴黄"，多是脾胃寒湿，郁阻所致；

⑥ 面黄而形体枯瘦、口干，多是脾胃阴虚且有虚热；

⑦ 面黄色淡，伴有泄泻多是脾胃虚寒。

## ◎ 鼻子颜色暗示脾胃健康状况 ◎

除了面部气色和口唇状态，鼻子的颜色也能反映我们的脾胃健康状况。《灵枢》说，五色决于明堂，明堂者鼻也。鼻子明亮有光泽，表示脾胃功能良好。如果出现其他颜色，就要注意是否脾胃出了问题。

### 1 鼻子发红

鼻子发红反映脾胃有热，常出现口干、口苦、口臭、胃脘灼热、牙龈肿痛现象。这类人往往食量大，明明刚吃完没多久又感到饿，但又胖不起来甚至很消瘦，在中医里被称作"消谷善饥"，是胃火过于旺盛所致。胃的主要功能是容纳吃进去的食物，胃火大则食物消化快，吃进胃里的食物仿佛干柴投入烈火，很快就"燃烧"殆尽。如果同时脾虚，就不能在短时间内把营养物质输送到全身，导致身体肌肉得不到营养供给，自然消瘦了。

#### 脾胃有热按摩内庭穴

内庭穴是足阳明胃经的荥穴。"荥"有泉水已成小流的意思。内庭穴具有清胃泻火、理气止痛的功效，可以说是热证、上火的克星。

建议脾胃有热的朋友们按摩内庭穴来自我调理，每次按摩5分钟，每天2~3次。

### 2 鼻子色黄且暗黑

鼻子色黄且暗黑表示脾肾阳虚，会有食欲不振、腹部怕冷、腹胀泄泻、身倦乏力、舌淡苔白腻等症状。

**脾肾阳虚艾灸神阙穴**

神阙穴就是人的肚脐。此穴被认为是经络之总枢，经气之汇海，能司管人体诸经百脉。

"艾灸神阙，万病自灭。"艾灸神阙穴一般选择温和灸，因为神阙穴部位皮肤薄，不适合猛灸。艾灸的时候，燃烧的艾炷与皮肤的距离应该保持在2～3厘米，以皮肤感觉到温热为度，然后保持这个位置固定不变。还可在神阙穴位置做回旋灸，距离一样，只是位置不固定，来回旋转艾炷。可以每周艾灸2～3次，每次10分钟左右即可。

## 3 鼻子色淡白或黄且无血色

鼻子色淡白或黄，甚至透着一种不自然的青光，多由气血不足导致。常见疲倦乏力、神疲懒言、纳呆食少、唇色手掌苍白、舌淡、苔白等。

**气血不足按摩足三里**

"常按足三里，胜吃老母鸡。"脾为气血生化之源，所以想要养好气血，还得从脾胃上着手。其中最能提升脾胃机能的穴位非足三里莫属，常按这个部位，能调理脾胃，改善气血不足。药王孙思邈是历史上最长寿的医生，他活了114岁。孙思邈便对足三里情有独钟，他每天都会按摩足三里。建议朋友们可以按摩足三里来自我调理，每次按摩5分钟，每天2～3次。

## ◎ 口唇颜色暗示脾的盛衰 ◎

中医认为，脾开窍于口，其华在唇。脾胃功能的好坏可以通过口唇的色泽、形态、变化反映出来。

如果脾的运化功能协调，脾气通于口，食欲就会正常。脾能健运，则气血充足，口唇红润有光泽。反过来，如果脾的运化功能不协调，则会出现口淡无味、发腻、发甜、不思饮食等症。脾不健运，则血气虚少，口唇淡白失去光泽，甚至苍白或萎黄不泽。由此，可以通过唇色鲜明与否，测知脾的功能盛衰。

## ◎ 养好脾胃，天生红唇 ◎

很多女性发现自己口唇的颜色不好看，就会去购买一堆的化妆品回家，涂抹在脸上和口唇上，用来遮盖原本不好看的颜色，形成化妆品依赖症，却不知道从根本去解决问题。

其实，如果脾胃调理好了，就完全不需要用那么多的化妆品，省时省力省钱。最简单的方法就是丢掉你手里的冷饮，拿起保温杯，加上一点人参、党参、黄芪、白术、枸杞子、桂圆、陈皮、佛手等药材，泡上一杯暖暖的养生茶，通过每日的茶水调理好脾胃。

最后提醒大家，想要拥有健运的脾胃、强健的体魄并不难，关键还在于日常习惯，规律作息，定时吃饭，多吃易于消化的食物，不暴饮暴食，不食生冷食物，不偏食，注意调整情绪，这些都是保养脾胃的要诀。

# 调理脾胃虚寒，用家里的葱姜蒜椒就行

葱、姜、蒜、花椒是家家户户厨房中常用的调料，俗称为"调味四君子"。它们看似常见又普通，除了做菜时能够提升味道，在日常养生保健中也可有大作为。在这里，我就来讲讲葱姜蒜椒的功效，在厨房怎么用好它们。

## ◎ 葱姜蒜椒温补脾胃，防御寒邪 ◎

中医学认为，葱姜蒜椒具有一定的药性作用。平时烹调做菜，只要善于使用、搭配得当，对于脾胃虚寒者能起到很好的养生保健作用。这四物皆为温热之调味品，可以温中暖胃，健脾燥湿。有的人认为，温补脾胃、防御寒邪仅仅是秋冬的事，却不知即使是炎热的夏天，人体也有被寒邪侵袭的可能，吃点葱姜蒜椒就能防御。

### 1 葱，散寒解表

葱性温，味辛，入肺经、胃经，具有祛风散寒解表、温中通阳祛痰、散凝、通乳、定痛的功效。适用于风寒感冒、流清鼻涕、腹痛肢体痹痛等，对小便不利、大便秘结也有一定的作用。

现代研究证明，葱含有挥发性大蒜素，有发汗解表的作用，并能促进消化液的分泌，帮助消化，能够杀灭和抑制多种致病菌，特别是对痢疾杆菌及皮肤真菌作用尤佳，能够增强人体免疫力，预防呼吸道及肠道传染病。

如果被风寒侵袭得了感冒，可以饮用葱白红糖饮祛寒解表。葱白还可以和生姜、糯米煮成葱白生姜糯米粥，缓解寒咳效果不错。

## ② 姜，温中止呕

生姜性温，味辛，入肺经、胃经、脾经，具有祛风散寒解表、温肺化痰止咳、暖中开胃止呕、解鱼蟹腥毒的功效。适用于风寒感冒、肺寒咳嗽，且为止呕圣药，可治疗胃寒、恶心、呕吐。

俗话说："冬吃萝卜，夏吃姜。"这句话的意思是生姜在夏季食用效果会更好，对身体更有利。夏季炎热，五脏六腑均为开散状态，体内的寒湿之气都在浮表，吃生姜或喝生姜红糖水都可以祛除体内存积的寒气。

有的人可能会提出疑问：姜性温，是助热提火之物，夏天本就炎热，再吃姜岂不是热上加热？其实不然，人们只关注到夏天炎热，却忽略了夏天多雨潮湿的气候特点，热邪常跟湿邪勾结，"结伴"侵犯人体。另外，现在的人们夏季喜食冷饮、雪糕、冰镇西瓜等，这会让脾胃遭受寒湿、湿热双重夹击，严重时出现头昏恶心、胸闷呕吐、心悸、食欲缺乏等症。这时，脾胃最需要的就是温中燥湿，而姜正好具有这样的功效。

要注意的是，生姜、干姜、炮姜的功效是不一样的。

① 生姜是入上焦（心、肺）的，发散功能很强，非常适用于感受寒邪引起的感冒，一碗姜汤或者红糖姜水、姜汁可乐就可以将寒气赶出去。

② 干姜是晒干的生姜，干姜的作用就下移到中焦（脾、胃）了，主要针对脾胃虚寒引起的各种问题，比如胃疼呕吐、腹泻、大便不成形。干姜就是脱了水的生姜，因为脱水了只剩下"干货"，温热之性远大于生姜。

③ 炮姜就是炮制之后的干姜，是黑色的，它的作用部位移到了下焦（肝、肾、膀胱）。肾阳虚导致的泄泻滑痢、月经量多甚至崩漏不止等，都可以用炮姜治疗。因为增加了炮制环节，炮姜更为温热，而且多了收敛止泻止血之功。

### ③ 蒜，温中解毒

蒜性温，味辛，入脾、胃、肺经，具有温中除湿、行滞消积、解毒杀虫的功效。适用于脘腹冷痛、水肿胀满、饮食积滞、泄泻、痢疾、疟疾、肺痨、百日咳、感冒、痈疖肿毒、肠痈、癣疮、蛇虫咬伤、钩虫病、蛲虫病、带下、阴痒、水肿等疾病。

在西医上，大蒜以超强的杀菌能力闻名。大蒜含有一种叫蒜氨酸的物质，它进入血液后就会转换为大蒜素，而这种大蒜素即使被稀释仍能在瞬间杀死大肠杆菌、痢疾杆菌、葡萄球菌等多种病菌。另外，蒜还能提高人体免疫力，对心血管系统起到一定的保护作用，是不可多得的保健食品。

但要注意，凡属于体质阴虚火旺的，患有胃炎、胃溃疡、十二指肠溃疡、肾炎、心脏病和便秘者，最好不要生食大蒜。

### ④ 花椒，祛寒止痛

花椒性热，味辛，有祛寒除湿止痛、杀虫解毒止痒的功效。适用于虚寒腹痛呕吐、风寒湿痹肢痛、牙痛等症。

花椒热性强，用来祛寒止痛是最好不过的。人体以胃最易受寒，多因饮食生冷寒冻食物而受之。由此引起的胃痛，用花椒煮水喝，可起到祛寒止痛的功效。

女性大多宫寒，多出现痛经，用花椒、生姜煎水服下，可以祛寒通经、缓解腹痛。一到冬天，脚寒的人一般睡觉也不踏实，总感觉被窝不够暖和，可以用花椒加水煮开后，倒入脚盆，加冷水调和，将双脚浸泡，水位宜没过脚踝。

花椒气味芳香，能促进唾液分泌，增加食欲，还能使血管扩张，从而起到降低血压的作用。服食花椒水，还能驱除寄生虫。

# ◎ 葱姜蒜椒，做菜时怎么搭配最好 ◎

葱、姜、蒜、椒，性味不同，使用方法也不同。下面就介绍一些技巧，让大家在烹饪时可以合理运用。

## 1 肉类多放花椒

烧肉时宜多放花椒，牛肉、羊肉更应多放。像白水煮牛羊肉，花椒是一定要放的，能提鲜、去膻。花椒有助暖作用，还能去毒。

## 2 鱼类多放姜

鱼腥气大，食之不当会呕吐，需要姜来调节。生姜可解腥味，还可以帮助消化。像清蒸鱼，要有姜丝；吃螃蟹，要蘸醋和姜末。此外，贝类（如螺、蚌）等寒性大的海鲜烹调时也该放些姜。

## 3 贝类多放葱

大葱不仅能缓解贝类（如螺、蚌等）的寒性，而且能抗过敏。不少人食用贝类后会产生过敏性咳嗽、腹痛等症，烹调时就应多放大葱，避免过敏反应。

## 4 禽肉多放蒜

蒜能提味，有消毒、杀菌的作用，异味大的肉类如甲鱼，一定要放蒜。烹调鸡、鸭、鹅肉时宜多放蒜，使肉更香、更好吃，也不会因为消化不良而腹泻，还有降低胆固醇、促进营养吸收的功效。

# 口淡都是脾虚惹的祸，一粥一汤包你吃得香

经常有人感到口淡、无味，吃什么都不香，勉强吃一点往往还出现胃胀、胃痛的症状，整个人都没精打采的。这到底是哪里出了问题？又该如何解决呢？

## ◎ 口淡，脾虚是根本原因 ◎

口淡为中医学的症状名，指口中味觉减退，自觉口内发淡而品尝不出饮食滋味的表现。人之味觉，与脾胃有关。《灵枢·脉度》说："脾气通于口，脾和则口能知五谷矣。"《世医得效方·卷十七》说："虚则口淡。"脾虚是口淡的根本原因，其中以脾气虚和脾阳虚为主。

### 1 脾气虚所致

脾气虚的人运化功能失职，故口淡无味、口不渴，还表现为神疲懒言、倦怠乏力、面色萎黄、食后腹胀、脘腹隐痛、遇劳而发、食欲减退、大便溏稀、排便无力等症状；同时，舌淡或伴齿痕，苔薄白，脉弱无力。

### 2 脾阳虚所致

脾主升清，脾阳虚的人清阳不升，故口淡乏味、口流清涎，还表现为面色㿠白、畏寒肢冷、脘腹冷痛喜温喜按、遇寒或饥时痛剧、肠鸣辘辘、大便清稀甚至完谷不化、带下清稀量多；同时，舌淡胖伴齿痕、苔白滑，脉沉缓。

## ◎ 一粥一汤，改善口淡 ◎

不少口淡的人都喜欢吃点甜的、咸的或者辛辣重口的食物来刺激

味蕾、增进食欲,然而这些方法往往治标不治本。且长期吃过咸、过辣、过甜的食物会伤脾,长此以往形成恶性循环,脾虚的问题就更严重了。如果要从根本上解决口淡问题,还得从调理脾胃入手。

## ① 脾气虚者需要健脾补气

脾气具有温煦、推动脾运化的作用。如果人体脾气虚,就会导致脾运化失健,也就是脾气虚证,这类人最需要的是健脾益气。

### (1)党参

党参性平,味甘,归脾经、肺经,有健脾益肺、养血生津的作用。党参首要的作用就是补气,健脾益气,治疗脾胃气虚证。此外,还能益气生血、补气生津。气能生血,气旺则血充,气虚则血少。党参是补气药中最常用的一味药,一可以补脾胃之气,二可以益气生血,有气血双补的作用。适用于口淡乏味,饮食减少,疲倦乏力、头晕眼花、面色苍白、心悸健忘等症。

### (2)五指毛桃

五指毛桃性平,微温,味甘,归肺经、脾经、胃经、大肠经、肝经,能益气健脾、祛痰化湿、舒筋活络。讲到补气,很多人第一反应就是吃黄芪(北芪),但是有些人吃黄芪会感到燥热,那就可以试一试五指毛桃,它又称"南芪",是岭南常用草药,与黄芪一样具有补气的作用,但与黄芪相比,少几分温燥,多几分柔情,还能利湿舒筋。著名的广东药膳五指毛桃煲鸡,对脾胃气虚的口淡患者就有很好的疗效。

### (3)黄芪

黄芪性微温,味甘,归脾经、肺经。黄芪善补中益气,对于口淡无味、食少便溏、倦怠乏力的中气不足之人来说是很好的补益之品。此外,黄芪既能补益脾气治本,又能利尿消肿治标,是气虚水肿之要药。黄芪固表止虚汗,主要是通过补脾肺之气来实现,适用于脾肺气虚导致的卫气不固,表虚自汗者,如著名的中药方剂玉屏风散,方中重用黄芪以补气,搭配健脾燥湿的白术与祛风解表的防风,共奏益气止汗之功。

### 补气健脾食疗方：黄芪党参粥

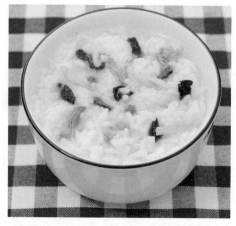

**材料** 2 人份

黄芪 20 克，
党参 20 克，
陈皮 5 克，
生姜 3 片，
猪瘦肉 50 克，
大米 80 克。

**做法** 将生姜切为薄片，猪瘦肉切片腌制，大米与党参、黄芪、陈皮一起煮成粥，加猪瘦肉煮熟后调味即可食用。

**功效** 补气健脾开胃。

## 2 脾阳虚者需要温中散寒

脾阳虚，就是脾的阳气虚衰而阴气过盛导致的一些病症。脾阳虚的人应适量吃些热量相对较高而富有营养的食物，避免吃性寒的食物、冷饮、生冷瓜果。下面列举三种温中散寒很有效的食药材。

### （1）干姜

干姜是晒干的生姜，干姜的作用在中焦（脾、胃），其性热，味辛，归脾经、胃经、肾经、心经、肺经，能温中散寒、回阳通脉、燥湿消痰。干姜是温运中土最好的一味药。它性守不走，能令外不敢入，内不敢出，重在一个"守"字。而生姜功在散动，以走为长，善于祛风散寒、发汗解表、和胃止呕。所以要论温补脾土的功效，还是用干姜比较好，温补脾胃的名方理中汤就含有干姜，适合脾胃虚寒而口淡者食用。

### （2）砂仁

砂仁性温，味辛，归脾经、胃经、肾经，能化湿开胃、温脾止泻、理气安胎。砂仁主要产于广东省阳春地区和海南省，故又名阳春砂，是道地药材。脾阳虚衰者，运化失司，寒湿内生。砂仁辛散温通，气味芳香，既能温脾祛寒，又能化湿醒脾，还能行气开胃，对于脾阳虚导致的口淡乏味、口留清涎、食欲下降的人有很好的帮助。

### （3）艾叶

艾叶性温，味辛、苦，有小毒，归肝经、脾经、肾经，能散寒止痛、温经止血。中医讲"虚则补之"，艾灸是温补的最佳手段。把用艾叶制作而成的艾条或者艾炷用火点着，用它来熏烤我们的腹部（艾灸），可取得不错的效果。大家都知道火是热性的、阳性的，艾又是温性的，所以艾灸属于纯阳之物。艾灸能够温通经络，祛除寒湿，补益人体阳气，非常适合虚寒口淡者选用。

## 温中散寒食疗方：胡椒猪肚鸡汤

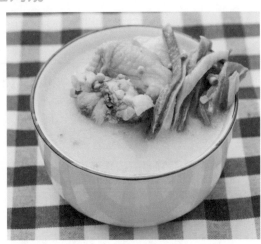

**材料** `2人份`

胡椒5克，
猪肚半斤，
鸡半只。

**做法** 猪肚洗净，鸡焯水，将全部材料置砂锅中，加水适量；以武火煮开后转文火炖至软烂，加盐调味后即可服用。

**功效** 温中散寒开胃。

# 胃口差是脾胃虚弱？原因可能不那么简单

食欲是高级神经活动的一种表现，受到中枢神经系统的控制与调节，同时也受自主神经系统的支配。人的食欲受情绪、疾病、生理状态、周围环境等诸多因素影响。导致食欲下降的原因有很多，不单是很多人以为的消化不好那么简单，也可能是重大疾病的前兆或伴随症状，及早检查诊断非常重要。

## ◎ 胃口不好可能是危急重症的隐匿症状 ◎

我在临床上接诊过不少因为胃口不好而前来就诊的患者，每当遇到这类患者，尤其是中老年人，我都会格外警惕，因为胃口不好有可能是危急重症的隐匿症状。什么病会引起胃口不好呢？

### 1 消化系统疾病是最常见的原因

① 胃肠疾病：如急性胃炎、慢性胃炎、肠炎、消化性溃疡、幽门梗阻、胃癌、肠癌、阑尾炎等。

② 肝胆胰疾病：如急性肝炎、慢性肝炎、肝硬化、肝癌、胆囊炎、胆石症、胰腺炎等。

### 2 其他系统的疾病也会导致食欲下降

① 泌尿系统疾病：如慢性肾炎、肾盂肾炎、肾功能不全等。

② 心血管疾病：如右心衰、全心衰、心律失常等。

③ 内分泌疾病：甲状腺功能减退、肾上腺皮脂功能减退、类癌综合征等。

④ 代谢紊乱：如严重的低钠、低钾、高钙血症、氮质血症等。

⑤ 感染性疾病：如呼吸道、消化道、泌尿系的急慢性细菌、病毒、寄生虫感染。

⑥ 恶性肿瘤：不明原因的食欲下降或进行性消瘦，是恶性肿瘤的重要症状之一，有时还是某些肿瘤的首发症状；而且，大多数癌症患者出现此症状时已处于晚期。

⑦ 精神心理疾病：如神经性厌食、抑郁症、精神创伤、情绪性食欲减退等。

### **3** 有些药物的毒副作用会引起食欲下降

如强心苷、喹诺酮类、磺胺类、非甾体抗炎药类、各种抗癌化疗药等。

综上所述，引起胃口不好的原因有很多，不要以为胃口不好只是小问题，排斥和拒绝医生开出的检查项目。

## ◎ 中医认为引起食欲下降的原因 ◎

食欲下降中医称为"纳呆"，是指胃的受纳功能呆滞，也称"胃呆"。如果胃纳减少，伴有食后饱胀之感，称为"胃痞"。

中医学认为，引起纳呆的原因有很多，如感受时邪、饮食伤胃、情志失调和脾胃虚弱等皆可导致胃失受纳、功能呆滞，所以说纳呆的发病机制为脾胃功能失常。

## 夏天胃口不好，如何提升食欲

夏天胃口不好的常见原因多为感受湿邪和胃阴不足两种，所以化湿开胃法和养阴开胃法是增加食欲最常用的方法。

### **1** 化湿开胃法

夏季炎热、多雨、潮湿，湿邪最易损伤人体的阳气。特别是"脾喜燥恶湿"，易为湿邪所困，有失健运，出现食欲缺乏等症。湿邪还喜欢和暑热之邪 "结伴"，导致人体被湿和热同时夹击。

夏季防湿邪要做到避免淋雨和贪凉，饮食也要注意。由于天气炎热，不少人都喜欢待在空调房里，喝着夏日凉茶或者冷饮，这部分人容易感受寒湿邪气，中阳受困，胃气闭塞不通，于是出现纳呆、食少、口淡黏腻、脘腹胀闷、恶心欲吐、大便溏烂、头身困重、懒动懒言、体虚浮肿，舌淡胖、苔白腻，脉濡缓或细滑。

针对这类患者最适合的方法就是芳香化湿药，我们都知道，芳香的气息有一种独特的力量，可以让人心情愉悦、积极向上、缓解焦虑、有益睡眠、胃口大增等。不仅如此，中国古代医家很早就发现，带有天然芳香气息的药物，还可以帮助人体祛除体内湿浊。《神农本草经百种录》言："香者气之正，正气盛则除邪辟秽也。"

常见的化湿开胃药物有藿香、陈皮、砂仁、白豆蔻等。

## 化湿开胃食疗方：砂仁陈皮瘦肉粥

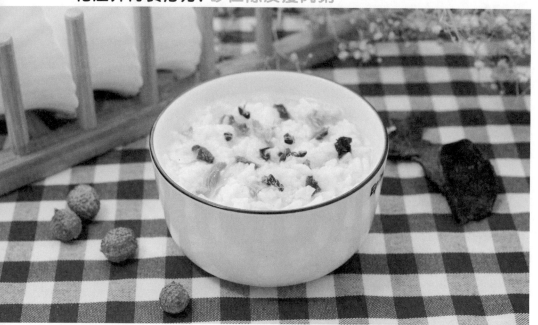

**材料** `1人份` 砂仁2克，陈皮3克，猪瘦肉50克，大米50克。

**做法** 将陈皮用温水洗一洗备用，猪瘦肉切片备用，大米洗净后用水泡30分钟；在锅中加入陈皮、大米和适量的清水，大火煮开后小火煮20～30分钟；再加入猪瘦肉煮15分钟，再加砂仁煮5分钟，加盐调味即可食用。

**功效** 芳香化湿开胃。

## 2 养阴开胃法

夏季暑热当令,尤其是三伏天火热至极,人体多汗容易伤津,导致胃阴不足,阴虚生热扰于胃中,胃失津润,胃失和降,于是饥不欲食,胃脘隐痛或灼痛,嘈杂嗳气,唇舌干燥或干呕呃逆,小便短,大便干,舌红少津,或剥苔、少苔,舌面有小裂纹,脉细。

胃和脾的"喜恶"正好相反,"胃喜润而恶燥",胃之受纳腐熟,不仅依赖胃阳的蒸化,更需要胃液的濡润。胃中津液充足,方能消化水谷,维持其通降下行之性。清代名医叶天士创养胃阴之说,用养胃阴之法,治疗胃阴虚之症效如桴鼓。

常见的养阴开胃药物有石斛、麦冬、玉竹、沙参等。

### 养阴生津开胃食疗方:沙参石斛煲老鸭

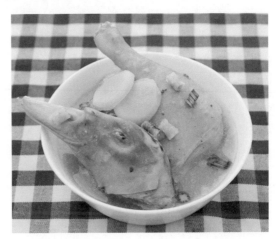

**材料** 2人份

沙参20克,
石斛20克,
生姜3片,
老鸭半只。

**做法** 将鸭焯水,药材洗净,一同放入砂锅中,大火烧开后转中小火煲1小时,加盐调味即可食用。

**功效** 养阴生津开胃。

小儿厌食、食欲下降多和饮食积滞有关。但是成人的身体情况更为复杂,如果出现胃口不好、伴有短期内的体重下降甚至贫血等现象,一定要多加警惕,及早就医检查,明确诊断,以免延误治疗。

# 口中总有挥之不去的甜味，多从脾胃损伤找原因

《内经》说："心气通于舌，心和则舌能知五味矣""脾气通于口，脾和则口能知五谷矣"。中医认为，口味的正常与否主要取决于心、脾两脏的功能。此外，其他脏腑如肝的疏泄功能异常也会影响脾胃的功能，而使人口味发生改变。常见的口味异常有口甜、口苦、口咸、口淡、口酸等。

## ◎ 口甜，多为脾胃损伤 ◎

口甜，《内经》称为"脾瘅"，指口中有甜味的感觉，可见于慢性胃炎、肝炎、糖尿病、胃神经官能症等多种疾病，西医对其无特效疗法。

中医认为，口中味觉正常，主要依赖于脾气充盛，运化健旺。《素问·奇病论》有"帝曰：有病口甘者，病名为何？何以得之？岐伯曰：此五气（土气）之溢也，名曰脾瘅。夫五味入口，藏于胃，脾为之行其精气，津液在脾，故令人口甘也。"纵观各代医家治疗口甜的经验，从《内经》至王孟英，都认为口甜的病位，无论虚实，不离于脾，其病机不离脾虚湿困或湿热蕴结。

### 1 脾虚湿滞所致

脾主运化水湿，为胃行其津液。"喜燥恶湿"是脾的第一个生理特性，人体内的水谷精微大多是液体状态，由脾输送到全身各处，这些精微物质很容易被"液体"缠上，造成"脾被湿困"的现象。脾被湿困则运化功能低下，加重水湿停滞；水湿的停滞，又反过来影响脾的运化，导致脾虚湿滞的体质，产生口甜。

这类人体质偏寒，常常表现为：口淡口甜，胃脘满闷，恶心欲吐，口不渴或渴喜热饮，大便溏泄，肢体困倦，甚或浮肿，舌淡，苔厚腻，脉濡缓。治疗应该温中健脾利湿，平时可常用党参、茯苓、扁豆、生姜、陈皮、

砂仁、豆蔻等做药膳，还可以试一试艾灸、艾叶泡脚等。

## ② 脾胃湿热所致

若湿邪内侵中焦，久郁化热，或湿热外邪侵袭于脾，或嗜食辛辣、肥甘厚味损伤脾胃，均可造成脾胃运化失常，湿热内蕴中焦。湿与热交蒸，浊气上泛于口而出现口甜之症。

这类人体质偏热，常常表现为：口黏而甜，胸脘痞闷，纳呆食少，肢体困倦，大便溏烂，便后肛门灼热感，舌红，苔黄腻，脉滑数。治疗应该清热祛湿运脾，平时可常用黄连、薏苡仁、土茯苓、厚朴、木棉花、绵茵陈等做药膳，还可以试一试刮痧、拔罐等。

## ◎ 口甜用佩兰 ◎

早在《黄帝内经》就记载了口甜的治疗方法，"治之以兰"这个兰就是佩兰。佩兰性平，味辛，归脾经、胃经、肺经，能芳香化湿，醒脾开胃，用于湿浊中阻，脘痞呕恶，口中甜腻，口臭，多涎。

《素问·奇病论》说："此人（口甜者）必数食甘美而多肥也。肥者令人内热，甘者令人中满，故其气上溢，转为消渴。治之以兰，除陈气也。"

口甜为什么要用佩兰？

首先，佩兰味辛，人吃了辛辣之品后，舌麻，味觉减弱，能直接减少口甜的感觉。

其次，佩兰芳香化湿，能从根本上解决口甜患者的病机。芳香化湿是佩兰的主要功效特点，《神农本草经》载："香者，气之正，正气盛则除邪辟秽也。"古人认为，芳香植物的香气属于清正之气，能起到助长阳气，驱邪辟秽的功效。这类本草中的代表就是佩兰。《诗经》称佩兰为"蕳"，"蕳"（兰）便意味着它带有一股兰花的清香之气，再加上古时女子、儿童常喜欢佩戴，便得名"佩兰"。江南一带的人们家中喜种佩兰，夏天采摘置于发中，可去除头发的汗臭（辟秽），亦可煎汤洗浴。

## 健脾祛湿除甜食疗方：佩兰陈皮白术茶

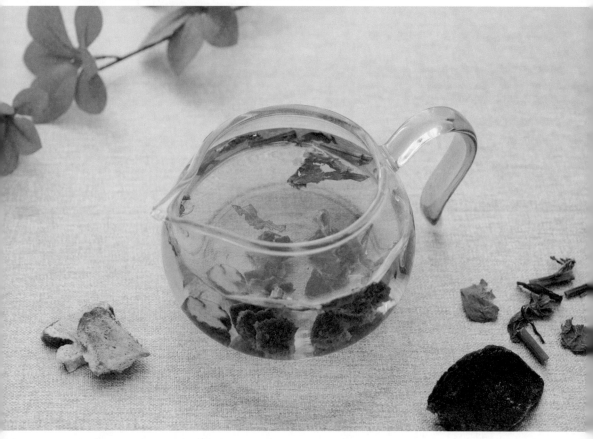

**材料** `1人份` 佩兰5克，陈皮5克，白术10克。

**做法** 开水冲泡代茶饮。　　**功效** 健脾祛湿除甜。

**适合人群** 脾虚湿滞者。

　　陈皮性温，味苦、辛，归肺经、脾经，能理气健脾，燥湿化痰；白术性温，味苦、甘，归脾经、胃经，能健脾益气，燥湿利水；搭配芳香化湿的佩兰，能健脾祛湿除甜，适合脾虚湿滞而口甜者饮用。

## 清热祛湿除甜食疗方：佩兰黄连薏苡仁茶

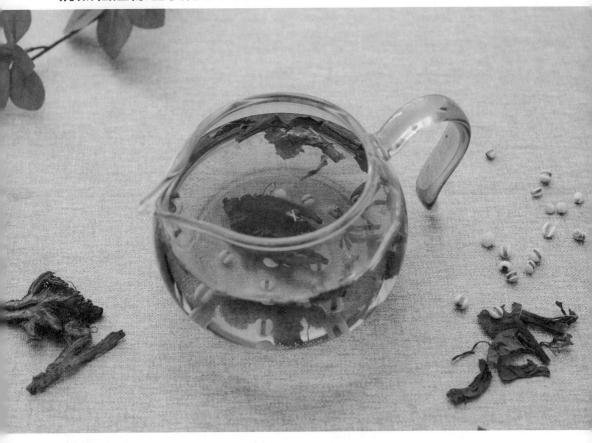

**材料** 1人份 佩兰5克，黄连3克，生薏苡仁10克。

**做法** 开水冲泡代茶饮。　　**功效** 清热祛湿除甜。

**适合人群** 脾胃湿热者。

 **小贴士** 蚕豆病患者、孕妇不宜使用。

　　黄连性寒，味苦，归心经、脾经、胃经、肝经、胆经、大肠经，能清热燥湿，泻火解毒；薏苡仁性凉，味甘、淡，归脾经、胃经、肺经，能利水渗湿，健脾止泻；搭配醒脾化湿的佩兰，能清热祛湿除甜，适合脾胃湿热而口甜者饮用。

# 办公一族脾胃多虚弱，三杯茶帮你轻松顾护

> 如今，办公一族已成为脾胃虚弱的主要群体之一。但由于工作繁忙，没时间去煮药、煲汤，调理脾胃，经常有人问我能不能推荐一些简单易行的方法，让办公一族也能在日常生活中顾护脾胃？在这里，我就来讲一讲为什么办公一族容易伤脾胃，并给大家介绍一些茶饮调理脾胃。

## ◎ 办公室最常见的伤脾胃行为 ◎

办公一族久坐办公室，精神压力大，常加班加点，再加上年轻人养生意识不到位，各方面主客观原因都造成了脾胃的损伤，导致脾胃虚弱成为普遍现象。前文我们已讲过哪些因素会导致脾胃损伤，这里着重对办公室里典型的伤害脾胃的行为做出分析，帮助大家尽量避免。

### 1 外感寒邪

"脾喜燥恶湿"，六邪中的湿邪最容易侵犯脾，又由于寒邪经常和湿邪为伍，所以寒邪、湿邪是办公一族最要防范的。夏天天气炎热，进办公室后长期开空调，经常食用生冷食物、饮料，都会导致寒邪、湿邪侵犯脾胃。

### 2 饮食不规律

饮食不规律也是办公一族常见的不良习惯。工作忙碌导致饮食不规律、三餐不定时，有的人甚至没时间吃早餐，或者不吃晚饭只吃夜宵。饥一顿饱一顿，暴饮暴食，对脾胃的损伤很大。

胃有自己的工作时间表。早晨7—9点胃经最旺，胃能又快又好地消化吸收食物，所以这时吃早餐最合适。如果不吃早餐或吃得不够，就

会损伤脾胃,这也是为什么我一再强调早餐的重要性。睡前2~3小时,脾胃就要准备进入休息状态了,这个时间以后再大吃特吃,脾胃就会不得不强打精神工作,脾胃正常的运转规律会出现混乱,疲惫不堪,从而损伤脾胃。所以,晚餐之后2~3小时内最好不要躺下睡觉,这样能使血液集中于胃肠,促进消化。

还有的办公一族加班太晚,甚至回家吃饱就睡,这无疑等于"睡以等病"。《黄帝内经》载:"人卧,血归于肝。"人在休息的时候,血液流向肝脏,脾胃等脏腑器官的血流量减少,运转速度也就相应变慢,这使得食物长时间滞留在胃里。为了消化掉这些食物,胃会被迫分泌大量胃液,其中的胃酸,就会对胃肠黏膜造成损伤,长期如此可导致胃糜烂、胃溃疡等疾病。另外,饱食后入睡还会导致肥胖、高血压病、糖尿病、脂肪肝等疾病。

什么时候吃晚餐最合适呢?一般建议在晚上6—8点吃晚餐,最晚不要超过晚上8点,吃七分饱即可;晚上8点之后,除了饮水之外,最好不要再吃东西,如果加班太晚没办法在8点前吃晚饭,可以少吃点容易消化的食物,以粥、面条等流食为宜。

## ③ 吃刺激性食物,过饮浓茶、咖啡、酒等

吃辛辣、甜腻或腌制的食物来刺激味蕾,或者喝浓茶、咖啡、酒来提神减压,都会对胃黏膜产生损伤,导致脾胃受牵连,运化失常,湿浊内生。

## ④ 久坐不运动

久坐伤脾,脾主肌肉,久坐缺乏运动,会导致四肢肌肉气血不通,胃肠运动减弱,脾胃运化气机就会受到影响,食物消化吸收功能障碍,导致吃饭不香、餐后腹胀、嗳气、便秘等。

# ◎ 办公一族调理脾胃三杯茶 ◎

## 健脾益气食疗方：党参黄芪茶

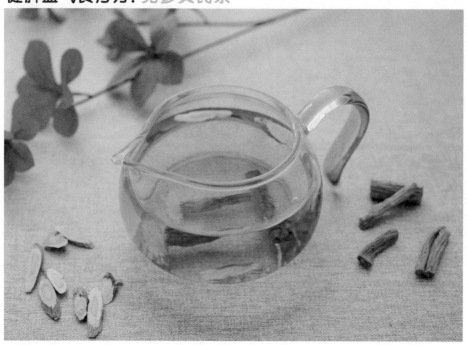

**材料** `1人份` 党参10克，黄芪10克。

**做 法** 开水冲泡代茶饮。　　**功 效** 健脾益气。

**适合人群** 脾气虚者，常见面色萎黄，肌肉消瘦，倦怠无力，气短懒言，腹胀食少，舌淡苔白，脉缓弱。

　　上班前、午休时人手一杯咖啡，是办公室里随处可见的风景。可是，有的人喝完咖啡会反酸、胃灼热（烧心），有的人喝完还会腹痛、腹泻。所以胃肠功能差尤其是脾胃气虚的人不适合喝咖啡，不妨喝一杯党参黄芪茶。

　　党参性平，味甘，归脾经、肺经，具有健脾益肺、养血生津的作用。黄芪性微温，味甘，归脾经、肺经，具有补气升阳、固表止汗、利水消肿等作用。不妨在早上开始工作前，先来一杯党参黄芪茶，趁着阳气生发之际，提升阳气，让自己一天下来都精力充沛。

## 益气养阴食疗方：西洋参枸杞茶

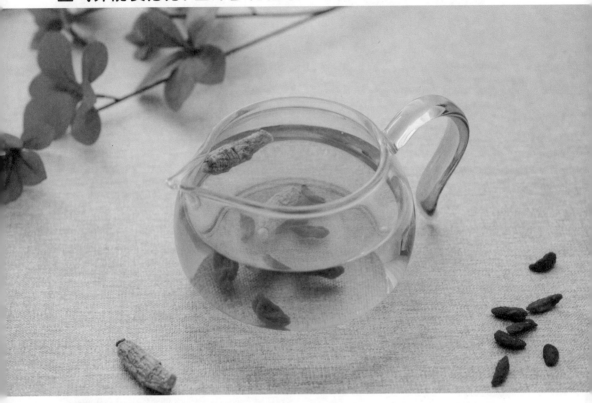

**材料** 1人份 西洋参5克，枸杞子10克。

**做　法** 开水冲泡代茶饮。　　**功　效** 益气养阴。

**适合人群** 气阴两虚者，常见疲倦乏力，气短自汗，动则加重，口干舌燥，双目干涩等症状。

　　经常熬夜的人容易气阴两虚，过度劳累容易伤脾气，而晚睡或熬夜则容易暗耗肾阴肝血。西洋参性凉，味甘、微苦，入肺经、心经、肾经、脾经，有气阴双补之功，既能补益脾胃之气，兼能养阴生津，还能补心肺气阴。枸杞子性平，味甘，归肝经、肾经，有滋养肝肾，益精明目的功效。两者搭配，适合熬夜过后，气阴两伤的人饮用。

## 温阳补血食疗方：姜丝红枣桂圆茶

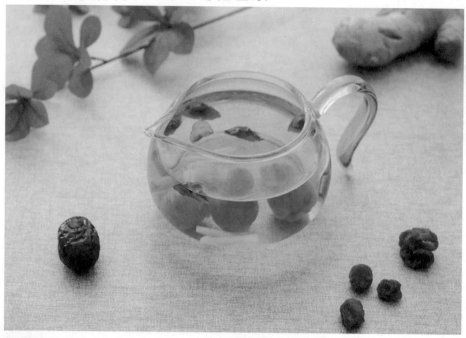

**材料** (1人份) 姜丝3克，红枣3颗，桂圆5颗，红糖适量。

**做　法** 开水冲泡代茶饮。　　**功　效** 温阳补血。

**适合人群** 脾胃虚寒兼气血两虚者，常见腹胀纳少，经期腹痛，喜温喜按，口泛清水，四肢不温，头晕眼花，心悸失眠，舌淡。

　　现在大家都喜欢喝冰奶茶、吃雪糕，然而这种行为会损伤脾胃阳气。女性以血为重，"气虚不能生血""气虚不能行血"，导致血虚血瘀。所以有些女性如果某个月冷饮喝多了，就会出现头晕眼花、心悸失眠、腹冷经痛等不适。

　　"一片生姜胜丹方，一杯姜汤保健康。"生姜红糖饮自古以来就是民间常用的良药。生姜性微温，味辛，归肺经、脾经、胃经，可解表散寒、温中止呕、化痰止咳。红糖性温，味甘，入脾经、胃经，可健脾补血。红枣性温，味甘，入脾经、胃经，可补中益气、养血安神。桂圆性温，味甘，入心经、脾经，可补益心脾，养血安神。四者搭配适合脾胃虚寒兼气血两虚者饮用。

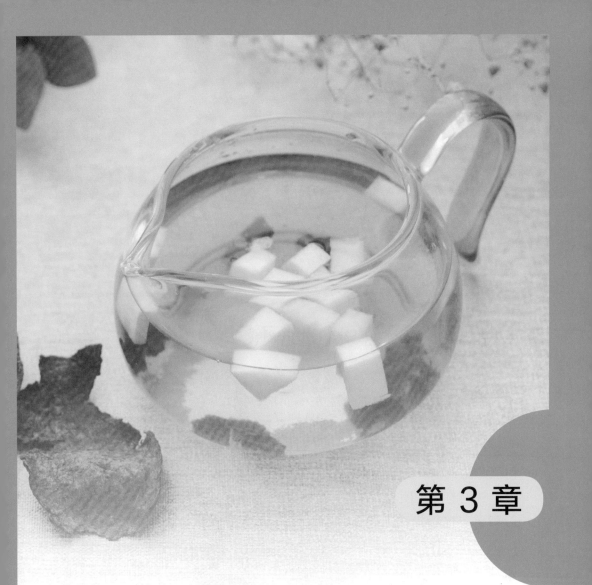

# 第 3 章

# 胃痛、胃胀、胃酸……
# 胃病老不好，该怎么办

都说"十人九胃病"，胃病是现在的常见病，不少人都有胃胀、胃痛、反酸、胃灼热、嗳气等不适，病情反复，缠绵难愈，真让人难受。为什么胃病老不好，我们又该如何去调理呢？

# 为什么会胃不好？一茶一汤养好胃

> 胃病，近年来已成为一种常见病。从我的临床经验看，患胃病的人群越来越大，年轻人越来越多，胃癌的发病率越来越高，这是不争的事实。
>
> 很多朋友也在问："我怎么就得了胃病？"借这个机会，我就给大家讲讲胃是如何工作的，为什么胃容易受伤。

## ◎ 了解胃是如何工作的，不给胃病可乘之机 ◎

要想知道为什么胃容易受伤，大家先要了解胃是如何工作的。胃位于人体的腹腔上方，大部分在左季肋部，小部分在上腹部。向上与食管相连，向下与十二指肠相连。胃分为五个部分，即贲门、胃底、胃体、胃窦及幽门。胃壁从内到外有黏膜层、黏膜下层、肌层和浆膜层，黏膜层有可以分泌大量胃酸、胃蛋白酶等帮助消化食物的腺体。

从胃的结构图看，我们可以形象地把胃比作一台多功能搅拌机。贲门相当于搅拌机的入料口，胃底、胃体和胃窦相当于搅拌机的机体，幽门相当于搅拌机的出料口。食物经过口腔、食管，从贲门进入胃，胃底暂时把食物储存下来，然后在胃体和胃窦内被黏膜层腺体分泌出来的胃酸、胃液腐蚀消化，被胃体和胃窦部肌层研磨成食糜。食物经过胃的以上加工变成食糜，然后被胃窦运动推动，通过幽门向下离开胃，送入十二指肠，被肝分泌的胆汁、胰腺分泌的各种消化酶进一步消化，然后小肠将大部分营养物质吸收入血，未被消化吸收的食物残渣被送入大肠排泄出人体就成了粪便。

由此可见，胃就是这样发挥着承上启下的作用，是把食物变成营养的重要器官，是整个消化系统的重中之重。胃就像尽忠职守的搅拌机，辛勤劳作。如果往机器里塞入过多的物体，或者该工作的时候没工作、该休息的时候没休息，再加上外界各种不良物质的侵蚀损害，比如食用性寒过冷或不易消化的饮食，会导致胃气衰弱，胃无论是将食糜下传至小肠，还是将食物残渣送入大肠进行排泄，都需要胃气的温煦和推动。胃气不降，胃主降浊的功能就会出现问题，可使人出现腹胀、胃痛胃胀、便秘、恶心、呕吐、打嗝、反酸等症。久而久之，就形成胃病。

## ◎ 这些行为会让你的胃受伤 ◎

### 1 感染幽门螺杆菌

中医把幽门螺杆菌看作广义的毒邪，认为其具有湿、热邪气的性质，而幽门螺杆菌也是慢性胃炎的主要致病因素。我国约有52.2%的人群感染了幽门螺杆菌，大约1%的感染人群会发展成胃癌。

### 2 导致脾胃虚弱的内外因，皆可让胃受伤

让脾胃受损的内外因都可让胃受伤，比如：

饮食所伤：不按时就餐，过饥过饱，过食辛辣、过咸、过甜食物或饮用浓茶、咖啡、酒等；

情志不调：思虑过度，忧思恼怒，紧张，焦虑，抑郁等；

感受外邪：风、寒、暑、湿、燥、火六邪侵体，其中最怕寒湿之邪；

劳逸失度：劳力过度，劳神过度，安逸过度，久坐不动；

滥用药物：进补不对症，保健品使用不当，慢性病长期服用药物；

过量吸烟：烟草中的尼古丁进入人体后，经过血液循环到达胃部，从而引起胃炎。

# ◎ 养胃食疗方 ◎

俗话说："胃病三分治，七分养。"许多人得了胃病只依赖于医生的诊断和开出的药方，在生活、饮食习惯上却丝毫不改变。于是，一边通过医治来调养胃，一边在日常生活中损伤着胃，造成治疗效果打折扣或胃病迁延难愈的后果。下面就给大家推荐两款日常养胃茶饮，帮助繁忙的现代人更方便地养护脾胃。

## 疏肝和胃养胃茶：佛手郁金茶

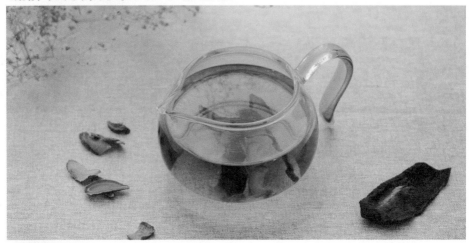

**材料** （1人份） 佛手10克，郁金10克。

**做 法** 水煎或开水冲泡代替茶饮。

**功 效** 疏肝和胃，行气止痛。

**适合人群** 适用于肝郁气滞型慢性胃炎，症见胃脘胀痛、连及两胁、情绪不畅时症状加剧、嗳气反酸、急躁易怒等。

中药材佛手又名九爪木、五指橘、佛手柑。佛手根、茎、叶、花、果均可入药，性温，味辛、苦、甘，入肝经、脾经、胃经。佛手有理气化痰、止呕消胀、疏肝健脾、和胃等多种药用功效。郁金性寒，味辛、苦，归肝经、心经、肺经，行气化瘀，清心解郁，利胆退黄，常用于经闭痛经、胸腹胀痛、刺痛、热病神昏、癫痫发狂、黄疸尿赤等症。性温的佛手与性寒的郁金搭配，药性平和，适合肝郁气滞型胃胀、胃痛患者服用。

## 补脾益气食疗方：五指毛桃鸡汤

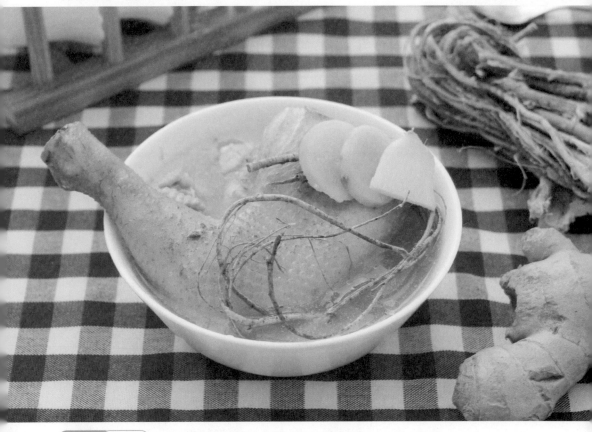

**材料** `2人份` 　五指毛桃30克，生姜3片，鸡半只。

**做法**　将鸡焯水后，与洗净的五指毛桃、生姜共同放入锅中，加入清水，慢火煮至肉烂熟，放入适量盐调味，食肉喝汤。

**功效**　补脾益气，适用于脾胃气虚患者。

　　讲到补气，很多人第一反应就是吃黄芪（北芪），但是有一些人吃黄芪会感到燥热，那就可以试一试五指毛桃。五指毛桃又称南芪，是岭南常用草药，中医认为，五指毛桃性微温，味甘，与黄芪一样都具有补气的作用，但与黄芪相比，少几分温燥，多几分柔情，有健脾补肺、利湿舒筋之功。搭配鸡肉煮汤服食，可增强补益之力，对脾胃虚弱、脾气不足的患者有很好的疗效。

# 导致多种胃病的元凶——幽门螺杆菌，怎么抓出来

随着人们对幽门螺杆菌(Hp)感染与慢性胃病、胃癌关系的认识，目前很多健康体检都加上了Hp检测这一项目。那么，幽门螺杆菌(Hp)到底是什么？如何检测幽门螺杆菌？我们一起来看看。

## ◎ 幽门螺杆菌是什么 ◎

幽门螺杆菌，常寄生在胃黏膜组织中，感染后主要引起慢性胃炎和消化性溃疡等疾病，与胃癌、胃黏膜相关淋巴组织淋巴瘤等疾病有密切关系。1994年，被世界卫生组织列为导致胃癌发生的Ⅰ类致癌因子。

## ◎ 幽门螺杆菌感染会造成肠道菌群紊乱 ◎

我之前发表过一篇医学漫画《我是胃癌Ⅰ类致癌因子，我最怕的就是这个"核武器"》，不少朋友已经对幽门螺杆菌有了一定的认识，知道了这个菌的危害性以及入侵方式和治疗方法等知识。但是，有一部分人认为吃抗生素杀菌会对人体造成重大影响，造成肠道菌群紊乱，Hp对人体无害，所以不想根治Hp，这是错误的观点。

其实，最新发布的《中国幽门螺杆菌根除与胃癌防控的专家共识意见》（2019年，上海）明确提出：Hp是一种感染性疾病，它不是人体共生细菌，更不是益生菌。Hp感染会导致肠道菌群紊乱。有研究发现，Hp感染会显著降低胃内微生物群的多样性，并通过增加变形菌、螺旋体和梭杆菌的相对丰度来改变微生物菌群，同时减少放线菌、拟杆菌和厚壁菌门的细菌，还会破坏胃肠道的天然生物屏障保护作用，扰乱机体免疫系统等。感染了幽门螺杆菌，可能出现反酸、胃灼热、胃痛、口臭等症状，严重的会患慢性胃炎、胃溃疡、十二指肠溃疡、消化道溃疡甚至胃癌。

那么，西药杀菌治疗到底会不会扰乱肠道菌群呢？Hp 根除对胃肠菌群的影响存在个体差异，这主要与个体独特的菌群组成有关。研究表明，Hp 根除治疗后 1 周，胃肠菌群显著紊乱，但多数菌群可在 4 周内恢复到治疗前水平，所以不必过于担心。

## ◎ 检测幽门螺杆菌的三种非侵入性方法 ◎

幽门螺杆菌检测的方法有多种，分为侵入性和非侵入性两大类。

① 侵入性的方法：

主要有快速尿毒酶法、病理染色法、细菌培养法和 PCR 法。

② 非侵入性的方法：

主要有呼气试验法、血清抗体法、大便 Hp 抗原法等。

在这里，我就给大家讲一讲体检时最常用的三种非侵入性的检测方法，即不需要做胃镜检查，就能检测有无Hp 感染的方法。

### 1 方法1：呼气试验（UBT）

这是最常见的检查手段，包括碳-13 和碳-14。这是临床最常应用的非侵入性方法，具有检测准确性较高、操作方便和不受胃内灶性分布影响等优点。

那该选择碳-13 还是碳-14 检测呢？首先，二者的准确度基本无差别，都在95% 左右。其次，碳-14 检测费用低，碳-13 检测费用较高。最后，碳-14 检测有一定的放射性，但是放射剂量很低，仅相当于胸透照射量的1/7，故对人体安全，适用于大多数成人，但不宜用于孕妇和儿童。而碳-13 相对放射剂量更小，可用于孕妇和儿童。

呼气试验阳性是什么意思？一般来讲，这个检查只要是阳性，那就是现症感染。所谓现症感染，就是指你体内有幽门螺杆菌。

做这个检查要注意以下几点：

① 做呼气试验前，一定要停用抑酸剂（就是拉唑类、替丁类）、铋剂（如

果胶铋、枸橼酸铋钾、碱式碳酸铋等）等相关抑制 Hp 的药物 1 ~ 2 周，停用抗生素和有抗菌作用的中药 1 个月以上；

② 空腹 4 小时以上，检查前 3 小时不抽烟、不喝刺激性饮料，检查时不要剧烈运动，以确保结果的准确性。

## ② 方法2：Hp 抗体检测（血清学检测）

幽门螺杆菌抗体检测，抽血化验就能完成。Hp 感染后 1 ~ 3 个月会产生抗体IgG，它可以反映一段时间内 Hp 感染状况，是唯一不受近期用药和胃内局部病变影响的检测方法。胃黏膜严重萎缩的患者使用其他方法检测可能导致假阴性，血清学检测不受这些因素影响。

怎么看Hp 抗体检测结果？

由于它检测的是Hp 抗体，抗体阳性仅能确定曾经感染，不能确定是否现症感染，也就是说你曾经感染过，根除以后，还会出现阳性。但是如果是阴性，就可断定没有感染了，就是说，它的阴性结果很可靠。

需要注意以下几点：

① Hp 感染后，抗体一般不能自行消失，如果未经抗 Hp 治疗者，其抗体阳性即可提示有 Hp 感染。

② Hp 血清抗体会存在数月至数年，不能用于治疗后的复查，复查建议选择上面介绍的第一种方法呼气试验 (UBT)。

③ Hp 抗体没有保护作用。有些人以为 Hp 抗体会像乙肝抗体一样，能保护人体免受感染，其实 Hp 抗体只能反映人体是否感染过 Hp，并没有保护作用。

④ Hp 的血清学检测主要适用于流行病学调查，可与胃蛋白酶原和促胃液素 –17 同时进行，更适用于胃癌筛查。

## ③ 方法3：粪便抗原检测

Hp 定植于胃黏膜上皮，随着胃黏膜上皮细胞的快速更新而脱落，随粪便排出，故可通过粪便检测Hp。

怎么看这个结果？该试验如果为阳性，则可断定为现症感染，就是你体内有幽门螺杆菌。

建议：该方法敏感性90%～98%，特异性75%～100%；方法简便，无须口服任何试剂，只需留取粪便标本，适宜所有人群，包括婴幼儿和精神障碍的患者。它对于Hp筛查有积极意义。

## ◎ 完成幽门螺杆菌根除，如何调节肠道菌群 ◎

常有人问：黄主任，我已经完成了Hp根除，想要调节肠道菌群，除了补充益生菌之外，还有没有其他的方法？我说，当然有，中医药就是最好的，杀菌后的人不妨试一试用中药煲的这碗汤。

　　广东人会说抗生素很"散"，吃了两周这么久，感觉精神疲倦，胃口又不好，甚至大便异常了。其实，这就是脾胃虚弱的表现。中医学认为Hp是湿邪，不少Hp患者就有湿困的表现，即使杀菌后，湿气仍未立即被祛除，脾虚夹湿，就需要健脾祛湿。汤方中的党参性平味甘，益气健脾，茯苓淡渗利湿，陈皮苦温燥湿健脾，全方有益气健脾祛湿的作用，还有助于肠道菌群平衡。

## 调节肠道菌群推荐药膳：党参茯苓陈皮鸡汤

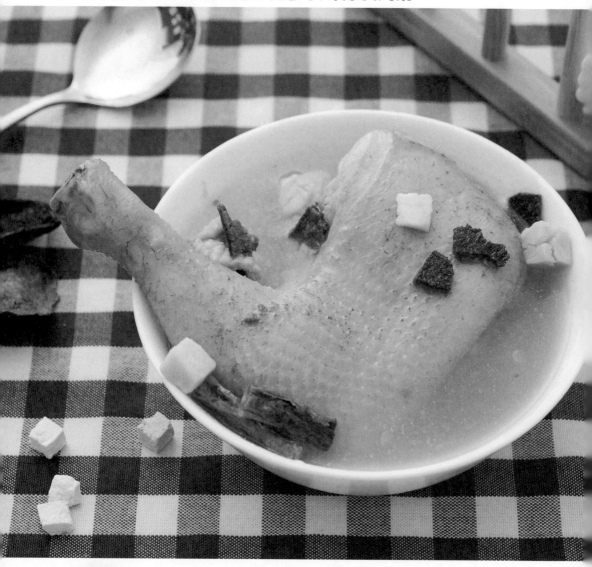

**材料** 1人份  党参20克，茯苓15克，陈皮5克，鸡300克。

**做法**  党参、茯苓、陈皮洗净；鸡洗净后斩件焯水；以上食材放入电砂煲中，加入适量清水煲1小时，再加适量盐调味即可。

**功效**  益气健脾祛湿。

# 胃痛怎么办? 六个小妙招帮你快速缓解

现代社会的大多数人都有过胃痛的经历,但一胃痛就来门诊求医问药的人还是少数。很多人觉得胃痛是小毛病,忍一忍就过去了,喝点热水、吃点苏打饼干就行。结果久而久之,胃痛经常发作,缠绵难愈,竟不知不觉熬出了"老胃病"。胃疼,是胃发出的"求救信号"。如果一直忽略它,必然导致胃病找上门。有时候,它还可能是重大疾病的"前奏"。

## ◎ 为什么胃痛会找上你 ◎

胃痛,中医又称胃脘痛,是指上腹(肚脐以上)胃脘部近心窝处发生的疼痛。此病可由外邪犯胃(以寒邪最为多见),饮食不节,过饥过饱,情绪激动、紧张或焦虑导致,又或者由于过度劳累、感受外邪、素体脾虚等因素引起。

临床表现为上腹痛,可伴有腹胀、嗳气、反酸、胃灼热、恶心欲吐、食欲下降等消化道症状,严重者可伴有呕吐、腹泻等。上腹部的疼痛除了常见的胃炎、溃疡病之外,还见于胆囊炎、胆石症、胰腺炎等,年纪大合并心血管疾病的患者还需要排除心绞痛甚至心肌梗死的发作。

## ◎ 胃痛症状复杂,抓要点巧辨别 ◎

从胃痛的症状来看,胃痛通常有隐痛、灼热痛、胀痛、痉挛痛、刺痛等,认识这些不同的疼痛性质,可帮助辨证施治,因为辨证准确才能施治有效。一般是先辨出虚实,再辨清寒热,后辨明在气分还是在血分。

| 胃痛的辨别要点 | |
|:---:|:---|
| 虚 | 病程长；痛势和缓；痛处喜按；饥饿时疼痛加剧 |
| 实 | 病程短；痛势急剧；痛处拒按；进食后疼痛加剧 |
| 寒 | 受寒后发作；隐痛或痉挛痛；泛吐清水；饮食喜温 |
| 热 | 灼热疼痛；痛势紧迫；泛吐酸水；饮食喜冷 |
| 气 | 胀痛；痛无定处，或窜攻两胁；疼痛与情志因素密切相关 |
| 血 | 疼痛部位固定不移，持续疼痛，入夜加重；舌质紫暗或有瘀斑 |

# ◎ 快速缓解胃痛的六招 ◎

胃痛过的人都体验过那种难忍的滋味，轻则食欲下降，重则坐立不安、心神不宁，甚至影响睡眠。这里就给大家提供一些简单易行的缓解胃痛的方法。

## 1 小妙招1：定海神针——深呼吸，放轻松

适用情况：因为谨慎紧张或劳累过度而引起的胃痛患者。

胃痛发作的时候，人体应激反应使肌肉处于紧缩状态，这时候不利于胃部疼痛的缓解，反而会加重疼痛发生。因此，首先要冷静对待、深呼吸、放松心情、找个温暖舒适的环境静卧，舒缓肌肉及胃部痉挛状态，使胃脘部气血正常流通。

## 2 小妙招2：雪中送炭——给点温暖

适用情况：饮食生冷或腹部受寒而胃痛发作的患者。

食用生冷寒凉食物或饮食不洁易导致胃痉挛，发生胃痛时不妨给胃一个温暖的抱抱——热水袋热敷胃脘部，让它感受到你的温暖，或喝杯热姜糖水或蜂蜜红糖水，舒缓胃部肌肉，驱散寒邪凝滞，温通气血经脉。

## 3 小妙招3：锦囊"饭袋"——饮食疗法

适用情况：十二指肠溃疡等胃酸过多的患者。

十二指肠溃疡发病率较高，多由于饮食不规律、情绪因素、药物刺激或幽门螺杆菌感染等引起，而十二指肠溃疡疼痛特点为季节性、长期性、周期性和节律性，上腹痛常在饥饿状态发生。因为人体胃器官是一个囊状"饭袋"，会产生胃酸、胃蛋白酶等物质用于消化食物。当空腹状态时，产生的胃酸和胃蛋白酶则会对十二指肠部溃疡形成刺激，诱发上腹部疼痛，这个时候不妨吃些软质、易消化食物，如面包、馒头、苏打饼干等，可以中和胃酸，缓解胃痛。

## ④ 小妙招4：下手为强——穴位揉按

适用情况：胃部胀痛，食欲下降。

揉内关：内关穴位于手腕正中，距离腕横纹约三横指（三个手指并拢的宽度）处，在两筋之间取穴。用拇指揉按，产生酸胀感为度，定位转圈50次，两手交替进行。

揉合谷：合谷穴别名虎口。在手背，第1、第2掌骨间，以一手的拇指指骨关节横纹，放在另一手拇、食指之间的指蹼缘上，拇指尖下就是合谷穴所在。用拇指揉按，产生酸胀感为度，定位揉按50次，两手交替进行。

按足三里：足三里穴位于膝盖边际下三寸（相当于四个手指并拢的宽度），在胫骨和腓骨之间。以两手拇指端部揉按足三里穴，产生酸胀感为度，可揉50次左右，双侧交替。

揉按腹部：两手交叉重叠放置，以肚脐为中心揉按腹部画太极图，顺时针36圈，逆时针36圈；此法可止痛消胀，增进食欲。

## ⑤ 小妙招5："刮"目相看——刮痧疗法

中医讲"不通则痛"，胃痛发作时不妨找些脾胃相关的穴位进行刮痧，促进气血流通，"通则痛止"。

中脘穴，是胃经的募穴，位于腹部正中线上，肚脐与剑突（也就是人们常说的心窝处）连线的中点处。涂抹一层润滑剂（甘油或食用油等油状液体也可以拿来救急），拿出身边能找到的"刮痧板"，在中脘穴处，由上向下刮至出痧为度。

章门穴，是脾经的募穴，位于腋中线，第11肋游离端的下方，也就是上肢自然垂直放在身体两侧，屈肘时肘尖正对的地方。涂一层润滑剂，用"刮痧板"顺肋骨方向斜向下刮至出痧为度。

## ⑥ 小妙招6：应急先锋——药物疗法

对于胃病患者，需要准备好常用胃药再外出。如果发生胃痛，除了服用制酸护胃、消炎解痉的西药之外，还可以服用一些中成药如胃乃安胶囊、金佛止痛丸等。

有句广告词叫："中一胃乃安，常保胃平安。"很多人应该都听说过胃乃安胶囊和金佛止痛丸，这两个药的发明者正是笔者的老师——梁乃津教授。

梁老是岭南中医名家，他从事医教研工作50余年，治学严谨，精究医理，重视临床。在学术上尊古而不泥古，主张经典医籍和后世各家学说并重；诊疗工作中，匠心独运，以患者为本、以疗效为先，诊断、判症、用药精细准确，尤其在治疗脾胃病方面有独特经验和卓著疗效。《中医杂志》和《新中医》等均报道过他的经验，时人称之为"岐王再世"。

梁老结合数十年的临床经验，精选药物组方，研制而成胃病专药——胃乃安胶囊与金佛止痛丸。正因为治疗胃痛疗效显著，胃乃安胶囊和金佛止痛丸多年来深受广大群众的喜爱，取得了巨大的社会效益和经济效益，并获得1985年度广东省科学技术进步奖，所以有"金牌胃药——胃乃安"之美誉。胃乃安胶囊由多种名贵药物组成，如黄芪、三七、红参、珍珠层粉、人工牛黄，具有补气健脾，活血止痛之功效。对于慢性胃炎、消化道溃疡及十二指肠溃疡属于脾胃虚弱的朋友，外出旅游不妨带上一瓶胃乃安胶囊，当胃脘隐痛或刺痛发作时吃上几颗药，可以补气健脾，宁心安神，行气活血，消炎生肌。金佛止痛丸由白芍、延胡索、三七、郁金、佛手、姜黄、甘草等组成，具有行气止痛、疏肝和胃、活血祛瘀之功效，可以很好地缓解气滞血瘀引起的胃痛。

最后提醒大家：如出现胃痛症状在短期内无法缓解甚至加剧，或伴有呕吐、腹泻、黑便、黄疸等严重症状者，要及时到医院就医，查明病因，及时治疗，以免延误病情。

# ◎ 胃病"三分治，七分养" ◎

反复、经常发作的胃痛是个慢性病，病根积累多年，治病需要过程，除了需要找医生诊治外，还需要患者自我调养。

正所谓"胃病三分治七分养"。养的繁体字是"養"，下面是"食"字。也就是说，养的核心就是饮食习惯和调理，一日三餐要定时定量，进食时细嚼慢咽，避免进食过烫、过冷和辛辣刺激性食物。

另外，胃痛也可能是肝气不畅导致。

中医认为，肝气具有疏通、畅达全身气机的作用，如果肝气不畅、到处乱窜，可横逆犯胃，影响胃气通降，使人出现胃脘痛、呕吐、呃逆、胁痛等症。中医将这种情况称为"肝气犯胃"。肝气犯胃的人，大多数肝气亢盛。此时饮食宜清淡，多吃黄花菜、豆芽、桑叶、菠菜、枸杞叶、萝卜、金橘等具有疏肝行气作用的蔬菜、水果，远离辣椒、肥肉、烟、酒等助火生痰之品。除此之外，还要保持心情舒畅，使肝气畅达，保证正常的生活作息规律，避免劳累思虑过度。

需要提醒大家的是，一旦发现自己近期胃痛性质改变或加重，食欲大大减退，体重明显下降，排黑色大便，甚至呕吐、呕血等，就要及时到医院检查诊治，谨防胃病加重并可能引发恶变。

前文已经讲过，胃痛分虚、实、寒、热、气、血。中医证型很多，而日常生活中最常遇见的是寒邪犯胃。

中医认为，猪肚性微温，味甘，入脾经、胃经，有补虚损，健脾胃之功。《本草经疏》记载："猪肚，为补脾胃要品，脾胃得补，则中气益。"中医脏器食疗学认为，食用动物脏器可"以脏补脏，以形治形"。胡椒性热，味辛，归胃经、大肠经，温中祛寒止痛，对于寒邪侵犯的脘腹冷痛、肠鸣腹泻有很好的治疗作用。胡椒又分白胡椒与黑胡椒，黑胡椒的辣味比白胡椒强烈，香中带辣，祛腥提味，更多地用于烹制内脏、海鲜类菜肴；白胡椒的药用价值较大，能温中散寒止痛、醒脾和中开胃。

## 寒邪犯胃食疗方：胡椒猪肚鸡汤

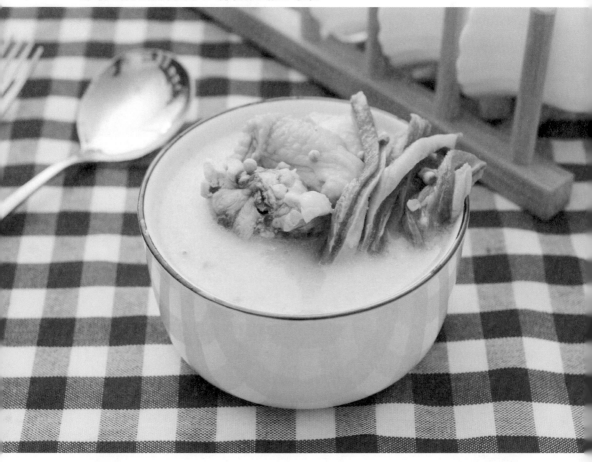

**材料** 2人份 白胡椒粒10克，生姜3片，猪肚1个，鸡1只。

**做 法** 将猪肚冲洗干净之后，正反两面用面粉和盐揉搓之后继续冲洗干净，之后焯一下水；将敲碎的白胡椒粒、姜片塞进猪肚，与鸡一同放入锅中；大火煮开后转慢火煮至猪肚烂熟，加适量盐调味，食肉喝汤。

**功 效** 暖胃祛寒止痛。

**适合人群** 寒邪犯胃型胃痛患者，常见饮食寒凉或受冻后胃痛发作，胃部冷痛，甚至呈痉挛感，得热痛减，遇寒痛增，口淡不渴，舌淡红苔白，脉沉或紧。

# 反酸、胃灼热，我推荐一碗汤来帮你

> 很多人都有这种体验：吃完饭或晚上饱餐一顿后，没多久就感觉心窝处有烧灼感，甚至感觉有东西或酸水要从胃里翻涌出来。这种情况就是反酸、胃灼热。

## ◎ 反酸、胃灼热，不能吃甜食 ◎

我曾经接诊过一位食管炎患者王先生，他被反酸、胃灼热折磨了近5年。他体形稍胖，来看病的时候带了一大堆的检查资料，不断地说着他的求医艰辛历程。

王先生从5年前开始出现反酸、胃灼热，原本不太在意，后来发现这种不适越来越频繁，就走上了寻医看病之路。初期医生开了些白白的黏稠液体（铝镁加混悬液）给他服用，刚开始时这些药物还挺管用。王先生感觉不舒服的症状好了，就开始毫无顾忌地吸烟、喝酒，吃夜宵，然后回家倒头就睡，反酸、胃灼热就卷土重来了。

2018年，在家人几经说服下，王先生终于做了个胃镜：贲门炎伴糜烂，慢性浅表性胃炎伴糜烂和胆汁反流。按照医生的建议，他开始重视自己的身体，定时服用拉唑类制酸药物。治疗期间，反酸、胃灼热比以前减轻了。这时候王先生又放松了警惕，胃口大开，喜欢吃甜食。没多久，他再次出现反酸、胃灼热，同时感到上腹胀满、嗳气、口干口苦等。他再次做了胃镜：反流性食管炎（La B级）、慢性浅表性胃炎伴胆汁反流。

拿到结果时，他慌了：以前只是有贲门炎，这次说患了食管炎，这是加重了吗？看他担忧的表情，我告诉他："你的食管炎主要是长期反酸，导致食管黏膜损伤造成的。所以，首先要减少反酸和胃灼热的发生。日常生活习惯要注意，特别是尽量不要吃甜食了。"一讲到少吃甜食，王先生立马瞪大了眼睛，问道："反酸、胃灼热不能吃甜食吗？这么多年您还是第一个告诉我不能吃甜食的！"

## ◎ 为什么甜食令人反酸、胃灼热 ◎

反酸简单地说是胃内的酸性液体倒流入食管及咽喉。酸流入食管和咽喉后，引起上腹部或胸骨后一种温热感或灼热感就是胃灼热。所以，反酸和胃灼热经常相伴发生。

从西医的角度来看，甜食属于高渗性食物，它在胃里可以刺激胃分泌大量的胃酸，还可使食管括约肌张力下降，影响胃的排空功能，胃酸就容易反流入食管及咽部，引起不适。胃酸虽是消化食物不可缺少的物质，但腐蚀性很强。如果胃酸过多，不仅引起反酸、胃灼热等不适，还可腐蚀胃肠黏膜，引起腹痛、恶心等症状。

## ◎ 脾虚者过量吃甜食，更易反酸、胃灼热 ◎

脾虚比较严重的人，过多吃甜食，更容易造成反酸和胃灼热。中医有个说法，即"甘能使人中满"。意思是：甘甜的东西吃多了，可以使人中气壅滞（堵塞之意），气机通降出现问题，表现为腹胀满闷、胃灼热、反酸、食欲下降等。"甘能缓之"，中医还认为，甘甜的食物有缓急止痛的作用，常常用于治疗虚性疼痛，而对于胃食管反流患者来说，甘甜食物会影响胃动力与胃排空，食用后更容易出现反酸等不适。

所以，患有胃食管反流病以及与酸相关性胃病，如胃溃疡、十二指肠溃疡等人群要少吃甜食。如果平时经常出现反酸的情况，千万不要不当回事儿，应及时调理，以防胃黏膜受损引发其他消化系统疾病。

## ◎ 哪些人群最易反酸、胃灼热 ◎

长期反酸、胃灼热不采取治疗措施、在饮食上不加以节制，就可能像前面提到的王先生一样，引发一系列较为严重的消化道疾病。如果你属于下列易反酸、胃灼热人群，平时要加以注意，一旦出现轻微的反酸、胃灼热症状要有意识地调整生活习惯，如果症状仍得不到减轻就要及时到医院就诊。

## 1 胃动力差的人

胃动力差的人往往胃肠道蠕动能力弱,消化道酸的清理能力比正常人低,容易使酸停留在食管及上消化道,出现反酸、胃灼热。

## 2 腹部肥胖的人

由于腹部肥胖,腹内的压力也比较高,很容易影响胃的容纳,导致胃内容物溢出返回食管,发生反酸、胃灼热。因此肥胖人群、孕妇等也要当心。

## 3 生活、饮食习惯差的人

有不良生活习惯的人,反酸、胃灼热的发生率也会大大增高。如有抽烟喝酒习惯的人,由于胃部常常受到尼古丁和酒精的刺激,反酸、胃灼热的概率就会较高。

另外,爱吃辛辣、甜食、高脂肪含量食物的人,也是反酸、胃灼热的高发人群。尤其是不爱吃早餐的人,最容易胃酸。人体经过一夜的睡眠,需要含丰富碳水化合物的早餐来补充能量。长期不吃早餐,空胃的时间很长,而胃酸又在持续分泌,导致胃酸过多,容易产生胃酸反流。所以,按时吃早餐,不仅是为身体补充能量,也能中和掉多余的胃酸。改变不良的饮食习惯,也是改善反酸的关键,吃饭要细嚼慢咽、不暴饮暴食,尽量七分饱。

## 4 高龄人群

年龄是胃食管反流病发病的最常见因素。有研究认为,年龄增长可加重反酸以及食管炎严重程度。京沪两地的流行病学调查显示,40~59岁年龄段为患病率高峰。新疆医科大学第一附属医院的一项研究则显示,40岁以上人群发生本病的风险显著高于40岁以下人群,并认为可能与中年人群的工作和生活压力大,聚餐、吸烟、饮酒较多等有关。

## 5 食管裂孔疝患者

食管裂孔疝是指腹腔内脏器（主要是胃）通过膈食管裂孔进入胸腔所致的疾病。这类患者也容易出现反酸、胃灼热。

## ◎ 减少反酸、胃灼热的七个方法 ◎

减少反酸、胃灼热从日常生活习惯和药物治疗两方面着手。日常生活中应如何注意？

### 1 方法1：饮食清淡，餐后运动量小

注意少食多餐，低脂饮食，减少进食甜味、酸性和刺激性食物。尽量少吃高脂肪餐、巧克力、咖啡、糖果、红薯、土豆、芋头，因为油腻、高脂肪、粗纤维等不易消化食物的过多摄入是引发胃食管反流的一个重要诱因。餐后适宜小运动量，如平地散步，避免活动增加腹压而加重胃食管反流。

### 2 方法2：控制体重

超重的人要减肥，因为肥胖导致腹腔压力较大，会促使胃食管反流，特别是平卧更加严重。

### 3 方法3：改变不良睡姿

有人睡眠时喜欢将双臂上举或枕于头下，这样可引起膈肌抬高，胃压力随之增加，使胃液逆流而上。另外，睡前4小时内不宜进食，以使夜间胃内容物和胃压降到最低程度，必要时将床头抬高10厘米。这对减轻夜间胃食管反流是一个很有效的办法，利用重力来减少食管内的压力。

## 4 方法4：减少腹压运动

尽量减少增加腹内压的活动，如过度弯腰、穿紧身衣裤、扎紧腰带等。

## 5 方法5：忌酒戒烟

酒不仅能刺激胃酸分泌，还能使食管下段括约肌松弛，饮酒是引起胃食管反流的原因之一。烟草可降低食管下段括约肌压力，使其处于松弛状态，加重胃食管反流。吸烟还会减少食管黏膜血流量，抑制前列腺素的合成，降低机体抵抗力，使炎症难以消除。

## 6 方法6：缓解心理压力

肠胃是情绪变化的"晴雨表"。悲伤的情绪会引起肠胃蠕动减缓、酶分泌减少，并使胃肠胀气，导致食欲减退。而愤怒、恐惧等情绪会使体内的血液大量涌向大脑、四肢和心脏，而大脑进食中枢遭到抑制，使食欲大大下降，进而影响脾胃功能。焦虑、抑郁等心理压力会使消化系统出现诸多不良反应，所以在紧张的时候注意缓解压力显得非常重要。

## 7 方法7：结合中医治疗效果显著

有不少患者通过药物抑酸治疗效果不理想，停用制酸药物后，反酸、胃灼热等不适症状容易复发。可以说西医在这些方面并没有令人满意的答案，而中医药却可以协同发挥很好的作用。王先生就是一个很好的例子，在服用西药制酸的同时配合中药，服用7剂过后，复诊时就表示反酸、胃灼热的症状得到了明显的缓解。

中医药可以通过降气和胃，抑制胃气上逆；通过疏利肝胆缓解胆汁反流；通过健脾和胃来改善脾胃功能，促进胃排空等。中医因其辨证与辨病结合，整体与局部兼治，可以弥补西医对于难治性胃食管反流病、症状重叠等治疗方案的不足，减少长期服用西药带来的不良反应。

## 缓解反酸、胃灼热食疗方：墨鱼排骨汤

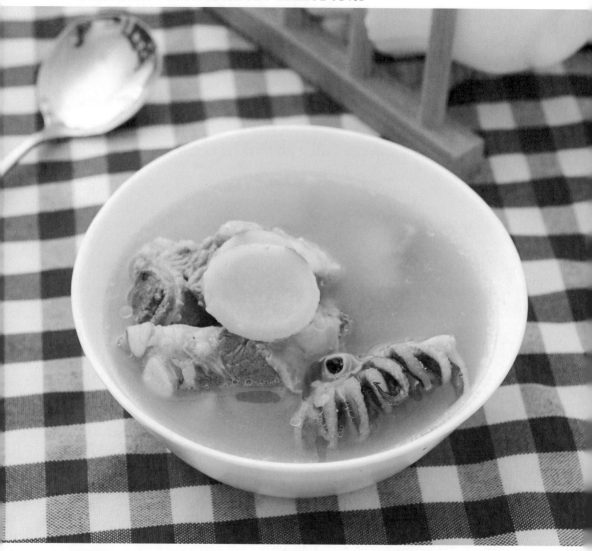

**材料** 2人份 带骨墨鱼干1个，排骨300克，姜3片，盐适量。

**做法** 带骨墨鱼干洗净，清水浸泡至软，切成条，与排骨入沸水中焯烫后沥水，放入汤锅，加入敲碎的墨鱼骨和姜片，倒入足量清水，大火烧开后，转小火慢炖1小时，加盐调味即可。

墨鱼肉富含高蛋白，但脂肪含量低。中医认为它的主要作用是滋补肝肾，入肝能养血，入肾能滋阴，因此古人说它"最益妇人"。其实，它对经常熬夜或刚完成手术的患者也很适合。

　　墨鱼体内还有一大制酸利器——乌贼骨，是一味中药，又称海螵蛸，性温，味咸、涩，归肝经、肾经，有制酸止痛、收敛止血、收湿敛疮的作用。《本经》中记载："可收敛止血，固精止带，制酸定痛，除湿敛疮。"

　　把海螵蛸焙干磨成细粉，用来外敷可治疗皮肤溃疡或湿疹，民间还会用其来治疗沙眼。因它含有碳酸钙，能中和胃酸，缓解溃疡胃灼热症状，促进溃疡面吸收，阻止出血，减轻局部疼痛，因此对治疗胃溃疡、肠溃疡也有很好的效果。

# 胃胀不适，一个动作两个穴位来缓解

> 我在门诊经常接诊的胃胀患者中有一位王女士，42岁，她告诉我说："长期胃胀，餐后加重，伴频繁嗳气，导致食量减少、消瘦。"其实像王女士这样平时胃胀、嗳气频繁的患者，在日常生活中比较常见。这种病症发作时，让人难受，却又不至于去医院急诊，所以不少人经常忍一忍、挨一挨就过去了，而不到医院就医。

## ◎ 中医如何看待胃胀 ◎

胃胀在中医学称为"痞满"或"胃痞"。"痞"就是痞塞不通、堵塞的意思，"满"有胀满不适的意思。胃痞的特点是脘腹满闷不舒，但触之无形，按之柔软，压之无痛，常常还伴有嗳气、食量减少等表现。

中医认为，产生胃胀的原因主要有以下几方面。

### 1 饮食不当

暴饮暴食，或恣食生冷粗硬，或偏食肥甘厚味，或嗜浓茶、烈酒及辛辣过烫饮食，损伤脾胃，胃肠动力不足，以致食谷不化，脾胃升降失调，胃气上逆。

### 2 素体脾胃虚弱

体质属于脾胃虚弱的人，会因为脾气不足，无力推动气的运行，造成脾胃气机不畅，导致胃胀的发生。

## 3 情志失调

多思容易气结，暴怒容易气逆，悲伤忧愁容易气郁，这些都会造成脾胃气机紊乱，导致胃胀。

## 4 痰湿阻滞

不少人喜欢食用寒凉、辛辣刺激、肥甘厚味的食物，这类食物进入人体后会使脾胃的负担加重，致使运化能力失常，湿气就不能得到化解，会变生痰湿。痰湿阻碍脾胃的气机，就会导致胃脘、小腹胀满。

## ◎ 西医如何看待胃胀 ◎

在西医看来，胃胀是常见的消化系统症状，引起胃胀的疾病很多，包括慢性胃炎、功能性消化不良、幽门螺杆菌感染，甚至消化性溃疡、胃癌等器质性疾病。其形成的原因较为复杂，有的人可能因为胃底部的舒张功能不好，胃容纳不了那么多的食物，发生了胃胀；有的人可能因为胃动力不足，不能推动食物顺利地往下进入小肠，滞留在胃里；有的人因为胃黏膜炎症，导致胃感觉敏感；有的人因为幽门梗阻，排空障碍，发生胃胀；也有的人受精神状态、工作压力等因素影响，胃的感觉出现异常，发生胃胀。

这里要提醒大家注意：胃胀并不都是小毛病，不要一味抱着忍一忍就过去了的态度。当胃胀持续时间较长，尤其伴有食少消瘦时，建议到医院看医生，行胃镜检查及上腹部超声检查，以明确是否有胃及肝、胆、胰的器质性病变，并加以治疗。

## ◎ 五类人群最易胃胀 ◎

除了素体脾胃虚弱导致的胃胀，大多数胃胀是由于不良的生活习惯造成的。以下五类人群最易发生胃胀。

## 1 饮食习惯不良的人群

许多人常常胃胀、吃太饱而不停打嗝，或明明吃很少却莫名胃胀等，这很有可能是平时的不良饮食习惯导致的，比如吃太快，食物还没充分嚼碎就吞进胃里，导致食物不能被及时消化。还有一种是吃饭不专心，比如边吃饭边讨论工作，或者吃饭的时候眼睛盯着手机屏幕或看电视，这种习惯非常不好。注意力不在吃饭上，消化液的分泌自然就不积极，吃进去的东西是难以消化的，这都容易造成胃消化功能下降，引起胃胀。

## 2 工作压力大的人群

此类人群往往"压力山大"，容易神经失调，从而导致胃肠蠕动变慢，进而出现胀气的情况。尤其是每天久坐伏案的人，更要经常走动，缓解压力。

## 3 生活作息不规律的人群

有的人生活作息非常不规律，早上睡到接近中午，早餐午餐一起吃，中午加班拖班，拖到下午2点才吃午饭；晚上加班熬夜，睡前吃上一顿宵夜。如此折腾，胃适应不了进食的节奏，功能逐渐受损，从而导致胃胀。

## 4 爱吃易胀气食物的人群

有些食物如番薯、芋头、豆类等，容易在胃肠道细菌分解下产生较多的气体，从而使得胃肠道积气增多，导致胃胀。此外，进食过多的油腻食物，也可能超过了胃肠道的消化能力，造成胀气。

## 5 消化系统器质性疾病患者

胃炎、胃十二指肠溃疡、消化不良、十二指肠壅积、胃下垂、胃癌及肝胆胰等疾病都可以引起上腹胀满，出现胃胀。

# ◎ 一个动作、两个穴位缓解胃胀 ◎

引起胃胀的原因很多，首先要明确病因。建议先做一个胃镜、腹部超声检查，排除是否有胃溃疡、幽门螺杆菌感染、胃癌等。如果是这些疾病，就需要接受医学治疗。如果胃镜没有发现问题，特别是功能性消化不良，这些患者首先需要从饮食方面开始调整：进食清淡、易消化的食物，如粥、面条、鸡蛋、汤类等。不要暴饮暴食，每餐只吃七分饱，不喝汽水等产气的饮料。吃饭的时候不要讲话，不要嚼口香糖。适当地运动，如慢跑、快走等，都有助于胃排空，还可以进行饮食调理和穴位外治法。

## 1 穴位外治法

### （1）按摩足三里

足三里是胃经穴，是人体的一个重要穴位，除了强壮身体、调节机体免疫力外，还可以调节脾胃。此穴位于小腿前外侧，当犊鼻下10厘米，距胫骨前缘一横指（中指）。要缓解胃胀，按揉此穴的同时，向上方使劲，效果会更好。

### （2）按摩太白穴

如果平时刚吃一点饭就觉得胃胀，甚至不断打嗝，有呕吐感，可以多按太白穴。太白穴是脾经的原穴，对调理脾气虚弱有好处。它在足内侧缘，第1跖骨关节后下方赤白肉际凹陷处。

## 2 调理脾胃须单举

单举，是健身气功八段锦中的一个动作，对调理脾胃很有帮助。

**（1）预备姿势：**身体直立，两臂自然垂于体侧，脚尖向前，眼平视前方。

**（2）动作：**

① 左手翻掌上举，五指伸直并拢，掌心向上，指尖向右，同时右手下按，掌心向下，指尖向前，拇指展开，头向后仰，眼看左指尖，同时吸气。

② 复原呼气。

③ 右手翻掌上举，五指伸直并拢，掌心向上，指尖向左，同时左手下按，掌心向下，指尖向前，拇指展开，头向后仰，眼看右指尖，同时吸气。

④ 复原呼气。如此反复 6～8 遍，运动时，注意配合呼吸均匀。

　　这一动作主要作用于中焦，肢体伸展宜柔宜缓。两手交替一手上举一手下按，上下对拔拉长，使两侧内脏和肌肉受到协调性地牵引，特别是使肝胆脾胃等脏器受到牵拉，从而促进了胃肠蠕动，增强了消化功能。长期坚持练习，对上述脏器疾病有防治作用。熟练后亦可配合呼吸，上举吸气，下按呼气。

# 焦虑、生气导致胃病发作，一茶一粥助你解困

近年来越来越多的人患上胃病，除了饮食不规律，喜食生冷硬等胃不喜欢的食物外，另一主要因素是不良情绪，尤其是需要面对工作、家庭、学业压力的人群，很容易焦虑或者抑郁，这些都与胃病发病密切相关。

## ◎ 情志不畅易致病 ◎

情绪，中医归纳为"七情"，即喜、怒、忧、思、悲、恐、惊七种情志活动。七情是人体对外界环境的七种生理反应，一般情况下是不会直接致人生病的。但若情志活动过度或过于持久，超过人体能够承受的限度，久久不得平复，那就势必影响人体脏腑功能，导致全身气血运行状态异常而使人发病。

正所谓"百病皆生于气"。中医学经典《黄帝内经》说："怒则气上，喜则气缓，悲则气消，恐则气下，惊则气乱，思则气结"，又说："怒伤肝、喜伤心、思伤脾、忧伤肺、恐伤肾"，这些都说明情志异常能损伤人体的脏腑功能。

### ① 思虑过度伤脾胃

"思"就是集中精力思索、考虑问题。如果思虑过度，就会损伤脾的运化功能，这就是中医认为的"思伤脾"。生活中总有思虑过度而不思饮食的例子。"思则气结"，思虑过度会影响脾气的升清，脾运化失职，不能为胃运化水谷，而脾气主升与胃气主降相反相成，则胃失和降，胃痛胃胀、乏味吃少自然会出现，日久气血生化缺乏来源，气血不足，各种疾病就会发生。的确，在现代这个快节奏的社会里，人们常常面临来自四面八方的压力，比如，学生对学业的担心，职场人士对完成工作目标

的忧虑，为人父母者对子女的操劳——可以说各个年龄段和不同的人群都逃脱不了忧思、忧虑的困扰。这些思虑过度，日积月累，损伤了脾胃，脾胃升降气机的功能失司，正是"思则气结"。这还会导致五脏的功能障碍而发病。

此外，现代医学研究也表明，精神紧张、不良情绪最容易引起胃十二指肠溃疡、消化不良等各种胃病。

思虑是我们避免不了的，但思虑的"度"却是可以控制的。因此处理生活工作中的很多事情，要张弛有度，切忌思虑太过。还要注意劳逸结合，在休息时间放慢脚步，享受快节奏社会中的慢生活，爬山、跑步、散步、跳广场舞等，还有太极拳、八段锦等运动都是很好的放松减压的方式方法。

## ② 恼怒伤肝犯脾胃

《黄帝内经》说："思伤脾，怒胜思。"我在临床接诊过不少患者是因为暴怒生气、心情不畅而出现胃痛、胃胀、嗳气的。这是因为肝主疏泄，喜条达。如果情绪不好，肝郁气滞，肝木就会横逆，犯克脾土，肝胃不和就会使人感到胃痛、胃胀、胸胁胀满。长期犯怒，气滞日久，气不行血，导致胃络血瘀，此时的胃病就更加难以治愈。

因此，无论在生活还是工作中，我们与人相处都要尽量保持一种平和的心态，调畅好自己的情绪，对人对己都是有利的。

俗话说："笑一笑十年少，愁一愁白了头。"情志所致的胃病多能在调畅情志后得到缓解甚至自愈。笑是天然良药，能使呼吸运动加深，调理肺、脾、胃等气机的升降；笑能使胃体积缩小，胃壁张力加大，消化液增多，从而增进食欲。脾胃不好的人每天笑一笑，对改善食欲、便秘、消化不良等胃肠问题是大有裨益的。

人生不如意之事十之八九，压力是无奈的，矛盾是难免的。然而，心情是决定于自己的，风轻云淡才能望远欢歌。

# ◎ 中药膳食疗法健脾胃 ◎

调好情绪除了上述的情志调节、运动调节外，中医中药调理也很重要，可以选用四君子汤、香砂六君子汤、柴芍六君子汤、归脾汤等健脾胃又疏肝理气的药方治疗。中药膳食疗法也是不错的选择，下面就为大家推荐一茶一粥。

## 思虑过度茶饮：党参陈皮桂圆茶

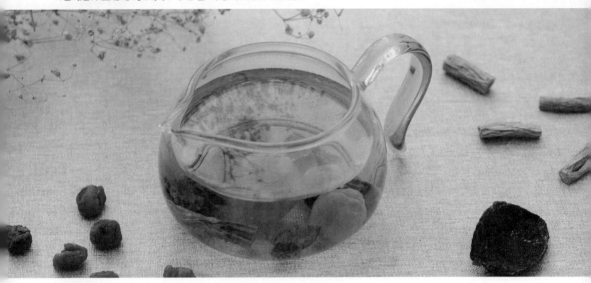

**材料** `1人份` 党参10克，陈皮5克，桂圆5克。

**做　法** 用开水冲泡10分钟，即可饮用。

**功　效** 健脾理气，养心安神。

**适合人群** 适用于思虑过度损伤脾胃、心脾两虚见脘腹胀闷、嗳气叹气、疲倦健忘、心悸失眠、情绪低落者。

党参性平，味甘，归脾经、肺经，能补中益气，健脾益肺。陈皮性温，味苦、辛，归肺经、脾经，能理气健脾，燥湿化痰。桂圆性温，味甘，归心经、脾经，能补益心脾，养血安神。三味同用泡茶，共奏健脾理气，养心安神之功。

# 恼怒伤肝食疗方：党参佛手粥

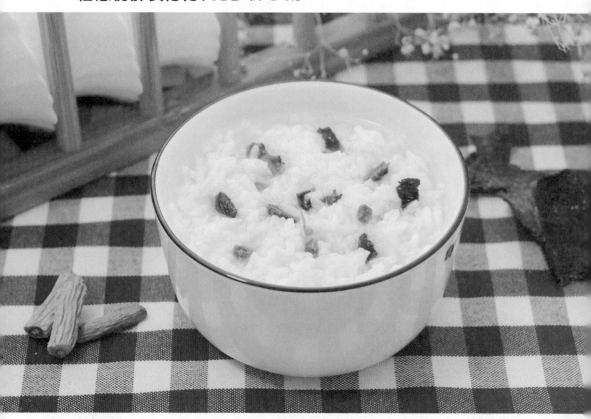

**材料** （2人份） 党参20克，佛手15克，陈皮5克，大米80克，盐适量。

**做　法** 将药材洗净装入洁净的纱布袋中，扎紧口。大米洗净，放入所有材料，加水适量煮粥，加盐调味即可，趁热温服。

**功　效** 疏肝健脾，理气和胃。

**适合人群** 适用于恼怒伤肝犯脾胃者，症见脘腹胀痛、连及两胁、嗳气食少、情绪不畅时症状加剧等。

中药佛手性温，味辛、苦、甘，入肝经、脾经、胃经，具有疏肝健脾、理气和胃、化痰止呕功效，佛手与补中健脾益气的党参和理气化痰健脾的陈皮配伍，共奏疏肝健脾、理气和胃之功，适合生气恼怒后而感到胃胀、胃痛的患者服用。

# 做好这几件生活小事，远离胃十二指肠溃疡

从医三十余年，我接诊过不少胃痛的患者，大多都得了胃十二指肠溃疡，他们常常问我："主任，为什么我这个溃疡病总是反反复复，很难根治？平时要怎么调理才好？"先给大家打一剂强心针，要有信心，因为胃十二指肠溃疡是可以根治的。

## ◎ 溃疡病，可根治 ◎

我有一个患者朋友李先生，年轻时是个体育选手，常常高强度地锻炼、不规律地饮食，于是早早就积下了胃病，得了十二指肠溃疡。后来他不再参加体育比赛了，经营了一家餐厅，却天天应酬、抽烟、喝酒，结果把自己折腾到十二指肠溃疡出血，而且是反复出血，反复入院。在他第四次出血时，刚好就住进了我们科。查房时，脸色苍白的他抓住我的手说："主任，为什么我的病总是反反复复地出血，治不好？"我语重心长地对他说："只要你听医生话，饮食规律，戒烟限酒，好好吃药调理，这个病就能治好。"

后来，这个患者就一直在我门诊治疗。四年来，不但溃疡出血的情况没再复发，胃镜显示十二指肠溃疡已经痊愈，而且收获了一个意外的惊喜，原本满头花白的头发慢慢长出黑发，朋友们都称赞他脸色红润、精神越来越好。

## ◎ 什么是胃十二指肠溃疡 ◎

胃十二指肠溃疡是一种常见的消化系统疾病，简称溃疡病。因为溃疡发生在与酸性胃液相接触的胃肠道，与胃酸和胃蛋白酶有着较为密切的关系，所以又称为消化性溃疡。胃十二指肠溃疡有哪些症状呢？

## 1 胃十二指肠溃疡的主要症状

### （1）上腹痛呈慢性

胃十二指肠溃疡常常会出现反复、慢性的上腹部疼痛，疼痛可为隐痛、钝痛、刺痛、烧灼样痛或胀痛。

### （2）上腹痛呈规律性，常常与饮食有关

十二指肠溃疡的疼痛常常在饥饿时和夜间出现，进食后可以减轻；胃溃疡的疼痛多发生在餐后1小时。

### （3）疼痛具有反复、周期性发作的特点

溃疡性疼痛常常在秋冬交际时发作，天气由暖变冷的时候多发。每年发作呈周期性，所以病程往往较长。

## 2 胃十二指肠溃疡的其他症状

胃十二指肠溃疡除了上腹疼痛外，还会有上腹饱胀、嗳气、反酸、恶心、呕吐、食欲减退等消化不良的症状。有的病程较长的患者因影响进食和消化功能，会出现营养不良、体重减轻的现象。溃疡病常常合并消化道出血、幽门梗阻甚至穿孔、癌变等并发症。

## ◎ 揭秘溃疡病发病率高的原因 ◎

曾有人统计，在人群中约有10%的人患有消化性溃疡。2016年我国《消化性溃疡诊断与治疗规范》指出，20～50岁年龄段的人最容易患上溃疡病。其中，男性的患病率比女性高，为（2～5）:1。

那么导致溃疡病高发的原因到底是什么呢？

## 1 幽门螺杆菌（Hp）感染

溃疡病与幽门螺杆菌（Hp）感染关系密切，95%以上的十二指肠溃疡和70%～85%的胃溃疡与Hp感染有关。国外研究显示，Hp阳性患者中患胃溃疡或十二指肠溃疡的风险明显高于阴性者。

预防幽门螺杆菌的关键是把好生活卫生这一关。幽门螺杆菌仅寄居于人体的消化系统内，人是唯一的传染源，口口传播是主要途径之一。为了防止幽门螺杆菌的传染，日常饮食上我们最好将餐具和水杯等分开使用，个人要注意口腔清洁，早晚及时刷牙，餐后漱口。

## 2 饮食不规律、不健康

得溃疡病最主要的一个原因就是饮食不规律，尤其是不吃早餐。有些人为了早上赶时间或减肥，总是省略早餐，甚至到了午饭时间也不吃午饭。胃中没有食物，但胃酸一直在分泌，没有食物可以消化，胃酸就会损伤胃肠道黏膜，时间久了便导致溃疡、溃疡穿孔甚至胃出血等症，正是所谓的"无酸无溃疡"。

此外，不少人为了满足口腹之欲，常常食用辛辣、过咸食物，喜欢吃很烫的食物，或者冰冷的饮料，还抽烟，喝烈酒、浓茶、咖啡，这些都是对胃、十二指肠黏膜产生刺激的重要因素。

## 3 精神压力太大

当人长时间处于工作压力、心理负担过大的情况下，自主神经紊乱，胃液分泌失调，出现胃黏膜供血障碍，都可导致溃疡病的发生。这也是溃疡病多数发生于20～50岁这个年龄段的一大原因，因为这个阶段的人是主要劳动力，工作、生活压力都压在了这群人身上。

## 4 寒冷刺激

冬季气温骤然变冷，寒冷刺激，一方面通过迷走神经反射，刺激胃酸分泌大量增加,进而损伤胃黏膜,形成溃疡;另一方面寒冷会刺激人体胃肠道反射性痉挛收缩,造成胃自身缺血、缺氧,引发溃疡病。

## 5 药物损伤

药物损伤是溃疡病的另一个重要病因。尤其是心脑血管疾病及慢性关节疼痛患者,长期服用非甾体抗炎药类会破坏胃肠黏膜屏障,导致溃疡病。

## ◎ 怎么知道自己有无胃十二指肠溃疡 ◎

有的人在得了胃十二指肠溃疡很长一段时间后,才因腹痛难忍到医院就诊,此时溃疡已经比较严重。有的人甚至一味忍耐疼痛,觉得胃腹胀痛不是病,等到溃疡出血才匆忙到医院诊治。其实,平时出现溃疡症状就应立即到医院检查,避免病情恶化。

## 1 胃镜检查

胃镜检查是确诊胃十二指肠溃疡的主要方法。胃镜可直接观察病变部位,确定溃疡部位、大小、数目、形态及溃疡周围黏膜情况,更重要的是可进行活组织检查以明确溃疡的良恶性。

## 2 X 线钡餐检查

一般适用于胃镜检查有禁忌证或不愿接受胃镜检查的患者。

## 3 Hp 检测

如果得了溃疡病,建议做碳-13 尿素呼气试验等检查,排查有无感染Hp。

# ◎ 得了溃疡病怎么办 ◎

得了溃疡病，一定要看医生，如果有Hp感染，一定要规范地根除治疗，因为溃疡病过去被认为不能根治的原因，就是Hp未被根除。此外，还要服用抗酸药物，如质子泵抑制剂，十二指肠溃疡患者要连续服用2～4周，胃溃疡患者要连续服用4～6周。要知道，溃疡的愈合与抑酸治疗的强度和时间成正比，有些人吃两天药觉得胃不痛了，就不再吃药，这样溃疡很难痊愈。

可以说，大多数消化道疾病都有"三分治，七分养"的特性。溃疡病也是如此。加之溃疡易反复发作、根除疗程长的特点，更需要患者自身有耐心和信心。

所以，除了药物治疗，自我的调养也不容忽视。

① 三餐按时，尤其要吃早餐，每餐不宜过饱或过饥。

② 避免进食容易诱发或加重症状的食物，如酒类、浓茶、咖啡、辛辣刺激食物等；少吃易产酸的食物，如红薯、土豆、甜品等；少吃生冷食物，如大量的冷饮、凉拌菜等；少吃坚硬的食物如花生、坚果等；少吃含粗纤维多的食物，如粗粮、芹菜、韭菜、雪菜、竹笋等。

③ 戒烟，香烟的尼古丁会损伤胃黏膜，与溃疡发生及延迟愈合有着密切的关系。

④ 放松心情，因为精神紧张和情绪波动是溃疡症状复发的一大原因。

⑤ 注意防寒保暖。

提醒一下大家，千万不要小看以上五条自我调理的建议，要知道很多情况下溃疡病都是因为生活习惯不健康而积下的疾病。养成健康的生活习惯，溃疡病就能好一大半，开头介绍的李先生就是一个典型的例子，坚持看医生并规范治疗的同时，还下定决心改掉之前不良的生活习惯，才造就了他如今这个健康好体质。

# 如果身体有这几个表现，一定要警惕是不是胃下垂

胃下垂在临床上并不少见，常伴有其他脏器下垂，多发生在体形瘦长、久病体弱者和经产妇。随着内镜的普及和发展，代替了消化道钡餐造影检查，胃下垂往往容易被漏诊。但近年来胃下垂的发病率呈上升趋势，不容忽视，形体瘦弱并有消化不良症状的人尤其要注意。

## ◎ 胃下垂的表现有哪些 ◎

轻度胃下垂患者多无明显症状；中度以上胃下垂患者则胃肠动力差、有消化不良的症状，具体症状如下。

### 1 腹胀不适

患者多自诉有腹部胀满感、沉重感、压迫感，多与胃肠动力及分泌功能低下有关。

### 2 腹部疼痛

多为持续性隐痛，常于餐后发生，与食量有关，进食量愈大，其疼痛时间愈长，且疼痛亦较重。同时疼痛与活动有关，经常站立、过度劳累，或饭后活动往往使疼痛加重。

### 3 恶心呕吐

常于饭后活动时发作，尤其进食过多时更易出现。

## **4** 大便秘结

便秘多为顽固性的，其主要原因可能是由于同时有横结肠下垂，使结肠肝曲与脾曲呈锐角，而致通过缓慢。

## **5** 精神负担重

由于胃下垂的多种症状导致患者精神负担过重，因而产生失眠多梦、忧郁多虑等神经精神症状。此外，胃下垂的患者常有消瘦、乏力、低血压等表现。

# ◎ 引起胃下垂的原因 ◎

胃下垂的原因有很多，主要是以下几点。

## **1** 体质和体形

胃下垂是内脏下垂病的一种，与体形和体质有一定关系，如瘦长体形和无力型，其胃的位置就较其他体形的人低。

## **2** 腹压降低

如经产妇、腹腔巨大肿瘤摘除术后等，会使腹压降低，从而引起内脏下垂。

## **3** 其他因素

如餐后立即运动、过度消瘦会使腹内脂肪衬垫减少，幽门梗阻患者胃潴留扩大、胃张力减低等，这些都可以引起胃下垂。

由于人体胃的正常位置主要依靠横膈的位置及膈肌的活动力、腹肌张力等的固定作用来维持，因此，凡能造成膈肌位置下降的因素，如膈肌活动力降低,腹腔压力降低,腹肌收缩力减弱,胃膈韧带、胃肝韧带、胃脾韧带、胃结肠韧带过于松弛等,均可导致胃下垂。

胃下垂患者由于胃部下移,往往引发肝脏、胆囊、胰腺、脾脏、小肠及结肠等同时下垂,而这些毛病又极易妨碍患者消化功能,引起消瘦,而进行性消瘦又会促进胃下垂加重,从而形成恶性循环。

## ◎ 如何确诊胃下垂 ◎

胃下垂确诊主要依靠 X 线上消化道钡餐造影,根据站立位时胃小弯角切迹的最低点与两侧髂嵴连线的位置分为三度:

轻度:胃小弯角切迹的最低点位于髂嵴连线下 1 ~ 5 厘米;

中度:胃小弯角切迹的最低点位于髂嵴连线下 5.1 ~ 10 厘米;

重度:胃小弯角切迹的最低点位于髂嵴连线下 10 厘米以上。

## ◎ 中医如何看待胃下垂 ◎

胃下垂属中医学"胃下""胃薄"之范畴。《黄帝内经》有胃下的论述,如《灵枢·本脏》曰:"肉䐃不称身者,胃下""肉䐃么者,胃薄""胃下者,下管约不利"。"胃下"是胃组织结构位置下垂的简称,属于胃腑形态异常;"胃薄"是指胃壁肌层的厚度不足,也包括胃消化分泌功能欠佳;"下管约不利"指结构上脆弱、易损伤的特点。其中"下""薄""约不利"等字,即是胃下垂结构与功能的病理概括。

胃下垂主要与脾胃相关。脾胃虚弱、中气下陷是本病的基本病机。脾胃为气机升降的枢纽,脾司升清, 胃主降浊,二者升降相因,脾升胃降,升举得当,气机才能顺畅;若脾胃气虚,中气下陷,无力举托,脾失升清,胃失和降,就会导致胃下垂。

# ◎ 胃下垂如何治疗 ◎

目前西医治疗胃下垂并没有特效药物，只是加强营养、锻炼，根据患者的临床表现和个体差异来对症治疗。

## 1 西医对症治疗

腹胀不适、腹部疼痛、恶心呕吐等多用胃肠动力药物、抑酸药物、消化酶等。

## 2 中医治疗有效

中医治疗胃下垂有较好的效果。早在金元时期，李东垣在《脾胃论》中创立了补中益气汤，后世医家多用此方治疗胃下垂。补中益气汤具有补中益气、升阳举陷之功效。方中黄芪性微温，味甘，入脾经、肺经，补中益气，升阳固表，故为君药。配伍党参、炙甘草、白术，补气健脾为臣药。当归养血和营，协党参、黄芪补气养血，陈皮理气和胃，使诸药补而不滞，共为佐药。少量升麻、柴胡升阳举陷，协助君药以升提下陷之中气，共为佐使。炙甘草调和诸药为使药。补中益气汤主要用于治疗脾虚气陷证。

此症常见饮食减少，体倦肢软，少气懒言，面色萎黄，大便稀溏，舌淡，脉弱。补中益气汤除了治疗胃下垂，还可以治疗脱肛，子宫脱垂，久泻久痢，崩漏等。

这里还要提醒大家，部分胃下垂患者属于其他的中医证型，所以要结合辨证论治，选用对应的方药。

# ◎ 胃下垂的日常生活调适 ◎

胃下垂的患者，日常的调理也很重要。

## 1 饮食调理

胃下垂患者的饮食是其恢复的一个重要内容。由于胃下垂患者的胃功能减弱，所以要少食多餐，每次进食量不宜过多，以减轻胃的负担，但为了保证营养，用餐次数可适当增多。同时，定时就餐，以保证供给体内足够的营养及能量。进餐的类别主食宜少，蔬菜宜多。用餐速度宜缓慢，细嚼慢咽以利消化吸收。餐后还应休息半小时左右。

另外，便秘会加重胃下垂的程度，所以要多食含维生素的绿叶蔬菜、水果及有润肠作用的核桃仁等；少吃较硬的和油腻类食物，如油炸食品和肥肉等不易消化的食物。

## 2 避免餐后剧烈运动

胃下垂患者要避免重体力劳动和剧烈活动，特别是在进食之后；饭后适当平躺休息有助于胃下垂的康复。

## 3 加强腹部肌肉锻炼

胃下垂患者要加强腹部肌肉锻炼，不妨从仰卧起坐这项运动做起。仰卧起坐，是一种垫上运动，主要锻炼腹部、腰部和髋部，有明显的增强腹肌和腰肌收缩能力的作用，能促进腹部脂肪组织消耗，还有促进胃肠蠕动和增强消化功能的作用，特别适用于胃下垂及便秘患者。

建议每天早晚各练习三组，每组可连续做 8~10 次。初练者可降低动作标准或请人协助，如按住双腿、牵拉双臂等，以减少腹肌用力等。切记不可求成心切，须从小量运动做起。注意，刚进食后不宜进行此项锻炼，出现腹痛症状时应暂停锻炼。

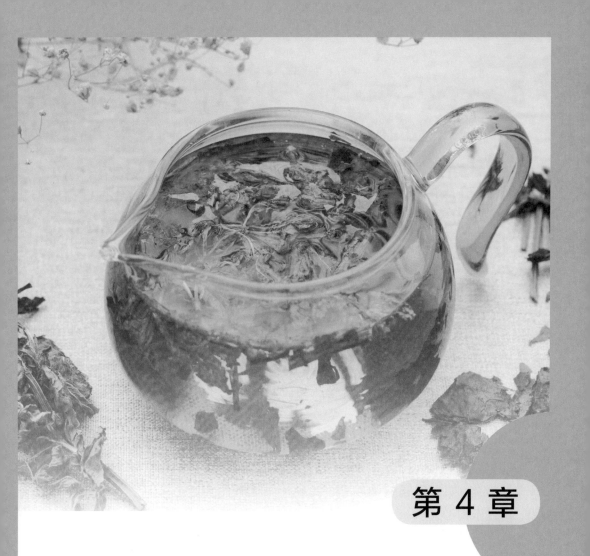

第 4 章

# 脾胃不好，肠也受累

　　"脾主运化""胃主受纳""脾主升""胃主降"，人体的消化吸收由脾胃共同完成。如果脾胃功能不好，除了会出现胃脘不适，还会引起肠鸣、腹泻、便秘，严重者还会导致肿瘤的发生。遇到以上不适时，该如何调理呢？

# 肚子总是咕咕叫，这杯茶帮你缓解

肚子咕咕叫的情况大家并不陌生，大多数人在饿的时候都会肚子叫。但有些人却被这个问题困扰——他们不管肚子饿不饿，腹部都会发出咕咕的声响，而且声音较大。这在课堂、办公室等安静的公共场合尤其令人尴尬。那么，肚子为什么会咕咕叫？为什么有的人肚子叫的声音频繁又响亮呢？

## ◎ 肚子咕咕叫其实是肠鸣音 ◎

肚子咕咕叫其实是肠鸣音。当肠道蠕动时，肠内气体和液体随之流动，产生气过水声，称为肠蠕动音或肠鸣音。肠鸣音有正常和不正常两种，二者有所区别。

哪些肠鸣音算正常现象呢？正常肠鸣音为断续的"咕噜"声，在脐部听得最清楚，每分钟4~5次。当人饥饿时，胃肠缺乏食物，但有气体和液体，如果胃肠蠕动增强，就会产生这种声音。这属于生理现象，不用过于担心。

## ◎ 警惕不正常的肠鸣音 ◎

不正常的肠鸣音除了在某些场合令人倍感尴尬外，还提示了消化道的很多问题，是身体发出的警报信号。如果发现肠鸣音异常要及时就医，以免耽误病情。那么，如何辨别肠鸣音是否正常呢？下面我们就来详细说明。

### 1 肠鸣音频繁

正常的肠鸣音每分钟4~5次，超过每分钟10次，则称为肠鸣音频繁。这种肠鸣音除了频繁，还会响亮，但音调不特别亢进，多见于急性肠炎、胃肠道出血或服泻药后。

## 2 肠鸣音亢进

肠鸣音响亮、高亢，甚至呈金属音者，见于机械性肠麻痹，是由肠腔梗阻，积气增多，肠壁被胀大变薄而极度紧张，使亢进的肠鸣音产生共鸣而导致的高亢的金属音调。肠鸣音过于频繁或亢进属于不正常，但是肠鸣音稀少或消失也不正常。

## 3 肠鸣音稀少或消失

肠鸣音次数显著减少，持续3～5分钟才能听到1次，称为肠鸣音稀少。始终听不到者称为肠鸣音消失或静腹。这多见于急性腹膜炎、电解质紊乱、严重脓毒血症或腹部大手术等导致的肠麻痹。

以上几种情况都属于不正常的肠鸣音，需要及时就医，以免耽误治疗。

## ◎ 导致肠鸣异常的原因 ◎

有的人平时没有腹痛、腹泻的状况，只是肚子叫得频繁且声音大，看了西医说是消化不良，就又来笔者这里问诊，想知道中医有没有好的治疗办法。

从中医角度分析，肠鸣既可以伴随其他消化道症状出现，也可以单独出现。中医说肠鸣又称腹鸣，为腹中鸣响之症。其记载最早见于《黄帝内经》，后散见于后世医家著作之中。虽然在中医教材上没有对肠鸣的介绍，但是在《黄帝内经》中关于肠鸣的病因有较为详细的认识。其病因概言之为一因脾虚，二因水湿痰饮，三因寒，四因热。

## 1 脾虚

凡是和消化有关的病症问题，多要从脾找原因。三十多年的临床经验也印证了这一点。我接触的很多脾虚体质的患者，就诊时都会跟我提到肠鸣的困扰。脾气虚或脾阳虚的人，脾胃运化无权，气聚于肠腹，故而腹满鸣响。

## 2 水湿痰饮

脾为阴土，喜燥恶湿，而水湿痰饮属于阴邪，当脾运失司，水湿之邪易困脾土，内生痰饮，下趋于肠道，就会出现肠鸣辘辘有声。诚如《金匮要略·痰饮咳嗽篇》所载："其人素盛今瘦，水走肠间沥沥有声，谓之痰饮。"

## 3 寒

脾胃喜温而恶寒，寒性凝滞，主收引，可致络脉拘急，气机运行不畅，当寒气客于中焦，奔迫于肠胃之间，故作雷鸣切痛。

## 4 热

阳盛则热，其性燔灼升腾，可加快气血运行，所以感受热邪的人也会出现肠鸣，如《灵枢·刺疟》所载："热则肠中鸣，水与火相击而成声也。"

虽然中医认为肠鸣的病因有很多，但是在数十年的临床诊疗中，我发现那些肚子经常咕咕叫的患者，大多是脾气虚弱、阴寒体质，常见面色萎黄、心悸气短、肢软乏力、纳差便溏、畏寒怕冷、舌淡苔白、脉沉无力。这类人的肠鸣反反复复，一旦工作劳累一点或者吃点生冷的食物，肠鸣就会发作或者加重。对于这一类的患者，我常用健脾益气、温中散寒的方法。用党参、黄芪等健脾益气，白术、茯苓等健脾祛湿，陈皮、砂仁、豆蔻等醒脾祛湿，干姜、肉桂等温中散寒。

## 缓解肠鸣音茶饮：干姜党参陈皮茶

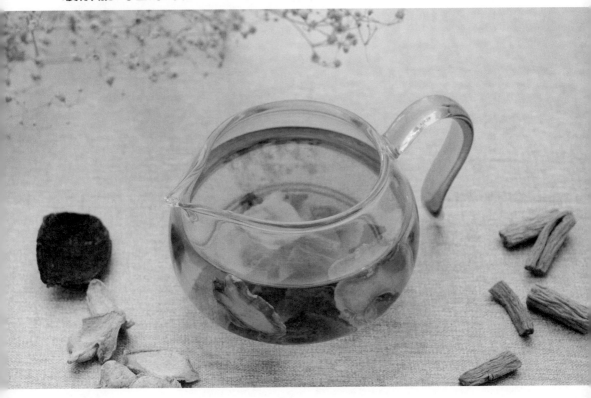

**材料** 1人份　干姜5克，党参5克，陈皮5克。

**做 法**　开水泡代茶饮。

**功 效**　健脾温中散寒。

**适合人群**　脾胃虚寒而肠鸣反复者。

　　干姜性热，味辛，归脾经、胃经、肾经、心经、肺经，有温阳散寒化痰饮的作用。党参性平，归肺经、脾经，能补中益气。陈皮性温，味苦、辛，归肺经、脾经，具有健脾理气，燥湿化痰的功效。三者一起泡茶，适合脾胃虚寒而肠鸣反复的人饮用。

# 拉肚子只是小问题？六个食疗方拿走不"泻"

有不少腹泻的朋友来找我治疗，其中一位让我印象深刻。这是一位四十几岁的先生，因为长期外出应酬、饮食油腻、抽烟喝酒而落下了腹泻这个毛病，常常一天大便4~5次，大便烂而且质黏、粘马桶，用水冲都冲不干净，做了肠镜检查却说未见异常。

我打量了一下他，形体偏胖，眼袋浮肿，整个人一副没精打采的样子，舌质淡，苔白腻，脉很弱。我辨证是脾虚夹湿型的泄泻，以参苓白术散加减，开了7天的中药，并叮嘱他："你这个腹泻已经是慢性病了，要好好吃中药调理一段时间，平时一定要注意工作不要那么劳累了，饮食上也要避免生冷刺激，尤其是啤酒、鱼生那些。"

后来，这个朋友因为工作太忙，而我的号又太难预约，于是拿着我给他开的中药，一吃就吃了1个月。后来他终于来复诊了，一见面就对我说："困扰了我三年多的拉肚子，没想到看您一次就治好了，现在大便条状，1天1~2次，最重要的是大便不粘马桶了，整个人也精神多了，这次来一是想巩固疗效，二是来道谢。"

我听后甚喜，但是也告诉他："中医要辨证施治、随症加减，你这样一张中药处方一成不变地吃这么久，并不可取，好在这张处方是健脾祛湿的，没有多大副作用。"

## ◎ 导致腹泻的常见疾病 ◎

腹泻表现具备以下两点：

① 排便次数增多；

② 大便质地改变，表现出粪质稀薄，甚至水样大便。

常见于西医学的急慢性肠炎、腹泻型肠易激综合征、功能性腹泻、炎症性肠病、肠道菌群失调、吸收不良综合征等。一些内分泌及代谢障碍疾病如甲状腺功能亢进、糖尿病也会引起腹泻，严重的还会有肠道的肿瘤性疾病。

## ◎ 腹泻的中医病因病机 ◎

感受外邪、饮食所伤、情志失调、病后体虚、禀赋不足等都会引起腹泻。六淫之邪致泻，尤以湿邪为主，湿常夹寒、夹热，影响脾胃升降功能。饮食不节、嗜食肥甘生冷或误食不洁，损伤脾胃；郁怒伤肝，忧思伤脾，肝脾不调；病后体虚，劳倦年老，脾胃虚弱，肾阳不足，这些皆能使脾失健运，肠道传导失司，清浊不分，混杂而下，而致腹泻。脾虚湿盛，为腹泻的主要病机。

## ◎ 腹泻的中医类型与调理方法 ◎

腹泻是很常见的临床表现，每个人或多或少都有过拉肚子的经历。但需要注意的是，腹泻可大可小，找出病因和对症治疗都很重要。在未明确病因之前，要慎重使用止痛药及止泻药，以免掩盖症状造成误诊，延误病情。中医治疗腹泻讲究先辨证。

### ① 腹泻的类型1：寒湿泻

症状：大便清稀或如水样，腹痛肠鸣，食欲不振，脘腹闷胀，胃寒，舌苔薄白或白腻，脉濡缓。

此种泄泻是由于受了寒湿之邪或吃了生冷饮食，损伤脾胃，致脾运化失常，肠道清浊不分，水谷并走于下所致。

## 缓解寒湿泻食疗方：藿香鸡蛋汤

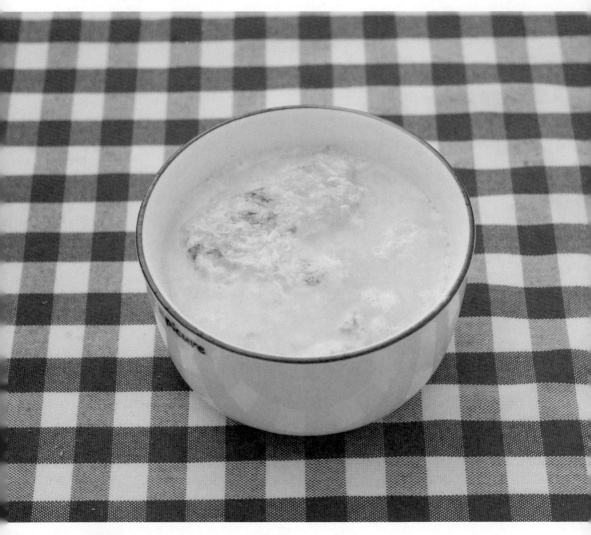

**材料** 1人份 藿香15克，鸡蛋1枚。

**做法** 热油锅，蛋两面煎至微微金黄，在煎蛋的锅中放入适量的开水和藿香，中火滚约5分钟至汤奶白，并放盐调味即可。

**功效** 芳香化湿，解表散寒。

## ② 腹泻的类型2：湿热泻

症状：腹痛即泻，泻下急迫，粪色黄褐臭秽，肛门灼热，腹痛，烦热口渴，小便短黄，舌苔黄腻，脉濡数或滑数。

此种泄泻多由于感受湿热之邪，或肠中有积热（如平素喜饮酒、过食辛辣刺激之品）导致湿热互结所致。

### 缓解湿热泻食疗方：马齿苋葛根汤

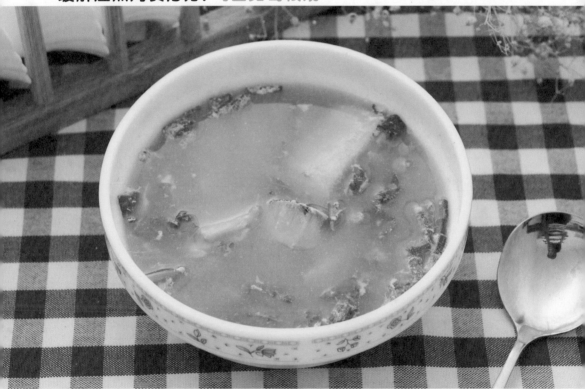

**材料** （1人份） 鲜马齿苋250克（或干品30克），鲜葛根250克（或干品30克）。

**做法** 洗净，水煎，分数次服用。

**功效** 清热燥湿，分利止泻。

## ③ 腹泻的类型3：伤食泻

症状：泻下大便臭如败卵，或伴不消化食物，腹胀疼痛，泻后痛减，脘腹痞满，嗳腐吞酸，纳呆，舌苔厚腻，脉滑。

此种泄泻多由于暴饮暴食，宿食内停，阻滞于胃肠，致脾胃受损，运化失职，水谷精微不能吸收，反而停为湿滞，发生泄泻。

### 缓解伤食泻食疗方：消食汤

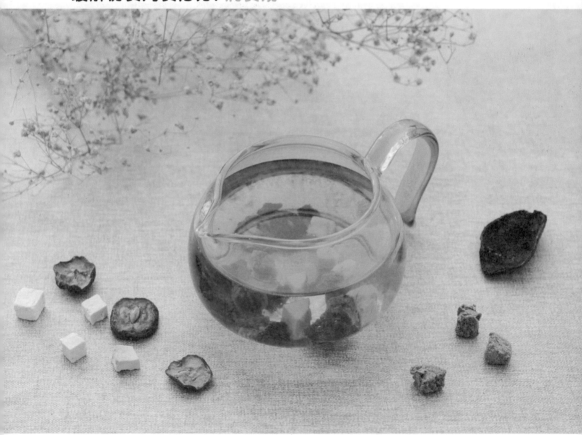

**材料** 1人份　陈皮10克，山楂10克，神曲10克，茯苓15克。

**做法** 洗净，水煎，分数次服用。

**功效** 消食导滞，和中止泻。

## 4 腹泻的类型4：气滞泻

症状：泄泻伴肠鸣，腹痛，泻后痛缓，每因情志不畅而发，胸胁胀闷，食欲不振，神疲乏力，苔薄白，脉弦。

情志因素也会导致泄泻，情志不畅，肝郁失于疏泄，久必横逆犯脾，肝强脾弱，而成泄泻。

## 缓解气滞泻食疗方：木香白术陈皮饮

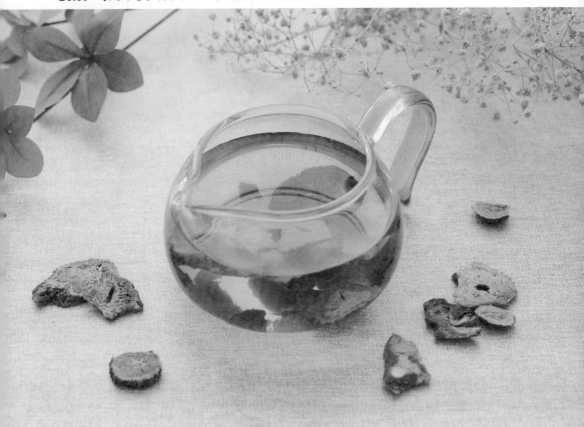

**材料** 1人份 木香3克，炒白术15克，陈皮5克。

**做法** 将木香、炒白术、陈皮用水煮5分钟，即可饮用。

**功效** 疏肝健脾。

## 5 腹泻的类型5：脾虚泻

症状：大便时溏时泻，水谷不化，食后胀闷不舒，稍进油腻则大便次数明显增多，伴面色萎黄，神疲乏力，舌淡苔白，脉细弱。

此种泄泻多由于长期饮食失调，或劳倦内伤，或久病缠绵，引起脾胃虚弱，不能受纳水谷和运化精微，以致饮食、水湿停滞，消化不良，清浊不分，混杂而下，便次增多遂成泄泻。

### 缓解脾虚泻食疗方：党参扁豆山药羹

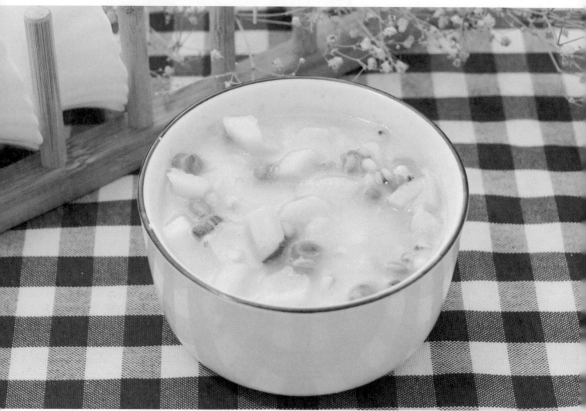

**材料** 1人份　党参15克，炒扁豆30克，炒薏苡仁30克，山药30克。

**做法**　洗净，加水适量，煮成羹状，加适量盐服食。

**功效**　健脾益气，化湿止泻。

## 6 腹泻的类型6：肾虚泻

症状：晨起泄泻，大便清稀，或完谷不化，脐腹冷痛，喜暖喜按，形寒肢冷，腰膝酸软，舌淡胖，苔白，脉沉细。

中医认为，肾藏先天水和火，水不足则干，火不足则湿。肾火不旺，不能温化积水，蒸腾寒气，导致肠中多水，而成泄泻。此外久泻脾虚，脾虚日久亦可累及肾脏，导致肾阳不足，脾肾阳虚，完谷不化，而致五更泻。

### 缓解肾虚泻食疗方：豆蔻干姜补骨脂汤

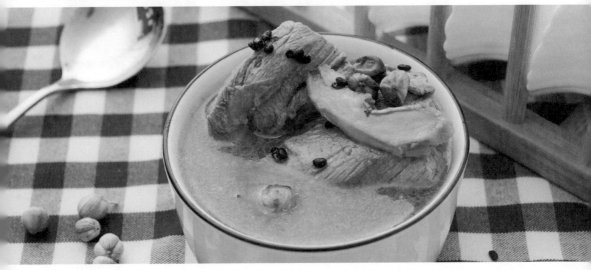

**材料** 1人份 煨肉豆蔻5克，干姜10克，补骨脂10克，猪瘦肉250克。

**做法** 将猪瘦肉焯水后加入煨肉豆蔻、干姜、补骨脂，大火煮开后转文火，煮约1小时，加盐适量调味，食肉喝汤。

**功效** 温肾健脾，固涩止泻。

最后提醒大家：腹泻的病情可轻可重，重者会出现水电解质紊乱，危及生命。如果大便次数过多，且水样便，并出现头晕、乏力、口干、尿少、皮肤干燥，或伴腹痛难忍、呕吐、发热、大便带血等症状，应立即到医院就诊，切勿耽误诊治。

# 夏季急性腹泻高发期，建议备好这些药应急

> 腹泻表现为大便性状改变和大便次数增多，可以是烂便甚至水样便，可以伴有腹痛等不适。腹泻有急性和慢性之分，急性腹泻起病急骤，持续时间不超过14天，而慢性腹泻常持续30天以上。

## ◎ 夏季为何多发急性腹泻 ◎

夏天比其他季节更容易发生急性腹泻，具体原因主要有以下几方面。

① 天气炎热、潮湿，为细菌、病毒的滋生提供了适宜的自然条件。

② 夏天人们爱吃生冷的食物、饮料，比如冰啤酒、冰激凌、冰西瓜、凉拌菜等，这些寒凉的食物摄入过多会损伤脾气，导致脾胃虚弱、消化不利。如果生冷的食品在制作过程中稍有不慎，极易被致病微生物污染，导致食用后感染机会增多。

③ 夏季出汗较多，口干大量饮水，稀释了胃液，降低了胃酸的浓度，为致病菌的侵入提供了便利条件。

④ 夏季炎热，休息不好导致抵抗力下降，也易患腹泻病。

## ❶ 须就医的急性腹泻

急性腹泻起病急骤，如果伴有其他严重症状，比如急性腹泻的同时有发热、呕吐、脱水（嘴干、皮肤干、眼窝凹陷、无精打采、血压低、虚弱感甚至出冷汗）等症状，就要及时急诊就医。

## ❷ 可在家吃药缓解的急性腹泻

如果仅仅是大便偏烂,次数不多,可以先吃点家常备用药来缓解一下症状。下面我就给大家讲一讲治疗各类腹泻的几个常用中成药。

## ◎ 中医如何看待夏季急性腹泻 ◎

急性腹泻,中医学称之为"暴泻",感受外邪是导致暴泻的常见原因,风寒暑湿是常见的外邪,其中以湿邪最为常见,正所谓"无湿不成泄"。夏季腹泻多为湿热型泄泻或者暑湿腹泻,也有部分是寒湿型泄泻或者伤食泄泻。

## ❶ 湿热型或暑湿泄泻

夏季炎热,易致食欲不振,人们多喜吃肥甘、辛辣食物以刺激脾胃。岭南地区夏季气候炎热,空气中湿气大,人体本身就容易发生湿困脾胃的情况,加之暑热之气与肥甘、辛辣食物导致湿热内蕴,进一步损害脾胃的运化,导致功能紊乱,湿热下迫肠道就成为泄泻。

湿热型或暑湿泄泻的临床表现为:腹痛即泻,泻下急迫,粪色黄褐臭秽,肛门灼热,腹痛,烦热口渴,小便短黄,舌苔黄腻,脉濡数或滑数。出现湿热型或暑湿泄泻须使用能够清热燥湿、分利止泻的药物。

## ❷ 寒湿型泄泻

夏季大部分人喜食冷饮或凉拌菜。有的人还喜欢长时间待在空调房内足不出户。这些生活方式容易导致寒气入侵体内形成寒湿体质。寒邪与湿邪裹挟形成寒湿。

寒湿型泄泻的临床表现为:大便清稀或如水样,腹痛肠鸣,食欲不振,脘腹闷胀,舌苔薄白或白腻,脉濡缓。出现寒湿型泄泻要用能够芳香化湿、解表散寒的药物。

### ③ 伤食泄泻

伤食泄泻,指因饮食过量、生冷不均、杂食相克而导致食物滞纳在胃,致使脾胃运化失常而出现泄泻。

前面我们刚提到的,夏季炎热,肠道致病菌生长较易,食物容易腐烂变质,滋生细菌,大量饮水稀释胃液给细菌可乘之机等,都是导致伤食泄泻的因素。

伤食泄泻的临床表现为:泻下大便臭如败卵,或伴不消化食物,腹胀疼痛,泻后痛减,脘腹痞满,嗳腐吞酸,纳呆,舌苔厚腻,脉滑。出现伤食泄泻需要服用能够帮助消食导滞,和中止泻的药物。

## ◎ 轻症急性腹泻药物选用 ◎

生活中,若出现轻微的腹泻症状,比如腹痛、拉肚子等,未伴有发热、无力、口渴、尿少等症状,如果自己能够找出腹泻原因,可以结合症状选择合适的药物进行治疗缓解。在这里,推荐几款常用腹泻药物和食疗方给大家。

### ① 湿热型或暑湿泄泻

#### (1)葛根芩连片

**功效**　解肌清热,止泻止痢。
**组成**　葛根、黄芩、黄连、炙甘草等。

该方剂来源于《伤寒论》,原为葛根芩连汤。为表里双解剂,具有解表清里之功效。方中重用葛根发表解肌,升发脾胃清阳,是为君药;黄芩、黄连清肠胃之热邪,是为臣药;甘草甘缓和中,并能调诸药,是为使药;诸药配合成方,共奏解表清里之功。主治湿热下利。泄泻痢疾,胸脘烦热,口干作渴,喘而汗出,舌红苔黄,脉数或促。临床常用于治疗急性肠炎、细菌性痢疾、肠伤寒、胃肠型感冒等属表证未解,里热甚者。

提醒:蚕豆病禁用。

## （2）腹可安片

**功效**　清热利湿，收敛止痛。

**组成**　扭肚藤、火炭母、车前草、救必应、石榴皮等。

腹可安片可用于湿热内阻、脾失健运、胃失和降所致呕吐、腹痛、腹泻、嗳腐吞酸、舌苔厚腻等症，对急性胃肠炎有显著疗效。

提醒：腹可安片虽然是治疗湿热型泄泻的常见非处方药，但是高血压病、糖尿病、肾病等慢性病较为严重的患者，应该在医生的指导下服用。特别孕妇是禁止使用的。如果在服用过程中有不适的情况，要及时就诊。

## （3）黄连素（盐酸小檗碱）

**功效**　清热祛湿，止泻。

**组成**　盐酸小檗碱。

黄连素在临床中一直作为非处方药用于治疗腹泻，是众多治疗腹泻药物中最为大家熟知、价格便宜、服用简单、携带方便的药物之一。所以，几乎家家户户备有此药，无论是出差还是旅游，黄连素更是人们的必备药物之一。

许多人在腹泻时第一时间就会想起它。应当说，它是一种物美价廉的好药。不过，要用好它，还是有许多诀窍的。黄连素是从黄连、黄檗中提炼出来的一种生物碱，是治疗细菌性胃肠炎、痢疾等消化道疾病的常用药，对于湿热型腹泻有很好的治疗效果。

提醒：注意一点，G-6-PD 缺乏者应禁用，因本品可引起溶血性贫血以致黄疸。

## 2 寒湿型泄泻

### （1）藿香正气丸

**功效**　芳香化湿，解表散寒。

**组成**　大腹皮、白芷、紫苏、茯苓、半夏曲、白术、陈皮、姜厚朴、桔梗、藿香、炙甘草等。

该方剂来源于《太平惠民和剂局方》，原为藿香正气散。方中藿香为主药，能芳香化湿、辟秽化浊、解表祛暑、除四时不正之气。常用于治疗暑湿感冒，头痛身重，恶心呕吐，泄泻、肠鸣，食欲不振，口中黏腻，脘腹胀痛等症。

### （2）克痢痧胶囊

**功效**　解毒辟秽，理气止泻。

**成分**　白芷、苍术、石菖蒲、细辛、荜茇、鹅不食草、猪牙皂、丁香、硝石、白矾、雄黄、冰片。

克痢痧胶囊用于泄泻和痧气（中暑属于阴暑者）。

提醒：婴幼儿、孕妇、哺乳期妇女禁用；肝肾功能不全者禁服。

## 3 伤食泄泻

### （1）保和丸

**功效**　消食导滞，和中止泻。

**组成**　焦山楂、炒六神曲、制半夏、茯苓、陈皮、连翘、莱菔子、麦芽等。

该方剂来源于《丹溪心法》，主要作用是消食。山楂消油腻肉积；神曲消酒食陈腐之积；莱菔子消食下气，消面食痰浊之积；麦芽健脾而消面乳之积；陈皮、半夏、茯苓理气和胃，燥湿化痰；连翘散结清热。诸药合用，有消食导滞，理气和胃之功。

### （2）保济丸

**功效**　解表祛湿，和中。

**组成**　钩藤、菊花、厚朴、苍术、藿香、茯苓、橘红、白芷、薏苡仁、谷芽等。

不少家庭日常居家和出外旅行都会带上保济丸。保济丸和保和丸名字很像，但组方不同，保济丸由钩藤、菊花、厚朴、苍术、藿香、茯苓、橘红、白芷、薏苡仁、谷芽等组成，可以解表、祛湿、和中，除了对饮食不慎导致的腹痛腹泻有效之外，对湿邪侵袭人体引起的感冒泄泻、呕吐等也有不错的功效，并且组方药物副作用小，在使用上老少咸宜。

温馨提示：腹泻发生的原因很多，中医讲究辨证论治，大家服用时注意根据自身情况对症下药。如果腹泻症状较为严重，伴有呕吐、腹痛、发热、便血、一天拉十几次等症状，一定要到正规医院就诊，避免陷入用药误区，延误病情。此外，须格外注意避免受寒、热、暑、湿的侵袭，注意饮食卫生，保持心情愉悦，注重腹部保暖。

# 慢性便秘如何调理

大便不通、排便困难是一种不能用言语形容的痛，作为一种自然而然的生理活动，却变成了一种无形的心理负担，折磨着许多人。究竟怎样才算便秘？便秘多久才算慢性便秘？

《中国慢性便秘诊治指南》（2013，武汉）指出：便秘的主要临床表现为排便次数减少，粪便干硬和（或）排便困难。排便次数减少指每周排便少于3次；排便困难包括排便费力、排出困难、排便不尽感、排便费时及需手法辅助排便。便秘有急性与慢性之分，慢性便秘的病程至少为6个月。罗马Ⅳ诊断标准对便秘的描述为：排便为硬粪或干球粪，排便费力，排便有不尽感，排便时有肛门直肠梗阻或堵塞感，以及排便需要手法辅助。

## ◎ 哪些人容易得便秘 ◎

如果患者朋友合并以下疾病，就很容易出现便秘，例如：结直肠肿瘤、肠腔梗阻或狭窄、肛裂、内痔、直肠脱垂、肛周脓肿等消化系统疾病；脊髓损伤、多发性硬化症、帕金森病、脑卒中、脑肿瘤、自主神经病变、强直性肌营养不良、淀粉样变性等神经系统及肌肉疾病；糖尿病、高钙血症、低钾血症、甲状腺功能减退、甲状旁腺功能亢进、嗜铬细胞瘤等内分泌和代谢性疾病。

有些人做了很多检查，也没有发现以上疾病，但是也出现了便秘的情况，我们临床上把这种便秘归为功能性疾病，主要包括便秘型肠易激综合征、功能性便秘、阿片剂诱导型便秘、功能性排便障碍（排便推进力不足、不协调性排便）等。

也就是说，便秘既可作为功能性疾病独立存在，也可作为症状见于多种器质性疾病，患者朋友要在专业医生指导下接受诊断与治疗，以免耽误病情。

# ◎ 中医对便秘的认识 ◎

中医认为便秘总体病机是大肠通降不利，传导失司，如阳明燥热伤津、气滞腑失通降、寒邪凝滞肠腑、气虚推动无力、血虚肠道失荣、阴虚肠失濡润、阳虚肠失温煦皆可导致便秘。

因此，根据引起传导功能失调的常见原因大体可将便秘归纳为虚实两类，实证以热邪壅滞肠腑为多见，也可见于气滞、寒积病症；虚证主要见于气虚、血虚、阴虚、阳虚。

实证便秘大多病程短，采取通下的方法大多立竿见影，但虚证的便秘往往病程长，病情复查杂，还会出现兼杂情况。

根据我多年治疗便秘的经验，发现虚证便秘，以气虚、阴虚甚至气阴两虚多见，其实，大便与肠道的关系，犹如舟船在河道通行，舟船的通行，往往需要至少两个必备条件。

条件一：足够宽阔与深度的河道，肠道分泌的津液犹如河道之水，为粪便提供通行的首要基础；

条件二：舟船的"行走"，需要足够的动力，如帆船靠风力，机动船靠泵力，同理，大便在肠道的运行，也需要肠道足够的动力，中医认为，是人体的正气，主要指中气、胃气等，推动粪便运行。

从以上两点可知，阴（津）亏虚，无物质润滑粪便，所以会出现干涩难解；气（阳）虚，推动无力，大便"行走"艰涩缓慢，排便时间因此延长。

这两种情况，往往见于老年体虚、长期卧床、高热后体液丢失过多、产后、大手术失血过多，久病大病之后。

# ◎ 便秘的中医治疗 ◎

中医药治疗便秘积累了丰富的临床经验，如《伤寒论》创立了蜜煎导法，所记载的麻子仁丸至今仍在临床广泛应用，取得了较好的疗效。

最近两个月我就接诊过一位被慢性便秘困扰近10年的中老年女性患者，这位患者长期以来都有排便困难的烦恼，以往4～5天才排便一次，依靠服用肠清茶等通便药，外用开塞露辅助通便，5年前因为双膝关节炎，行走不便后便秘的情况越发加重，近1年来大便10天才排一次，且便质干结，状如羊屎，脐下腹部胀满不适，排便、排气后减轻，口淡，口干欲饮温水，怕风，受风易打喷嚏，易疲倦，胃纳一般，眠可，小便常，舌淡、苔少，脉弱。我辨证为：虚秘（气阴两虚，肠燥气滞），用益气养阴增液、行气润肠通便的方法，以补中益气汤、增液承气汤进行加减。2周后患者来复诊，很开心地跟我说："现在3～5天就能自行排便一次，而且大便变软了，排便也比以前有力和通畅了，我是不是就能停药了？"我说："吃药有效果证明治疗的方向是对的，但是你这个是慢性便秘，积累了10年的病根，还需要再好好调理一段时间，平时要养成良好的排便习惯，更结合运动如按摩腹部，促进肠道的蠕动，还可以用一些益气养阴、润肠通便的茶饮和药膳。"

罗汉果性凉，味甘，归肺经、大肠经，能清热润肺，滑肠通便。黄芪性微温，味甘，归肺经、脾经，有补气升阳，益卫固表。性凉的罗汉果搭配性微温的黄芪，药性平和，既能益气养阴，又能润肠通便，使粪便之舟在大肠航道里通畅运行，适合慢性便秘常见的气阴两虚患者。

最后提醒一点：慢性便秘的治疗要有耐心，不可操之过急。部分刺激性泻药虽起效快、效果好，但长期应用会影响肠道水电解质平衡和维生素吸收，可引起不可逆的肠肌间神经丛损害，甚至导致大肠肌无力、药物依赖和大便失禁。蒽醌类药物（如大黄、番泻叶、芦荟、决明子、何首乌等）长期服用还可导致结肠黑变病。所以目前不主张患者长期服用，仅建议短期或间断性服用。

## 推荐药膳食疗方：黄芪罗汉果茶

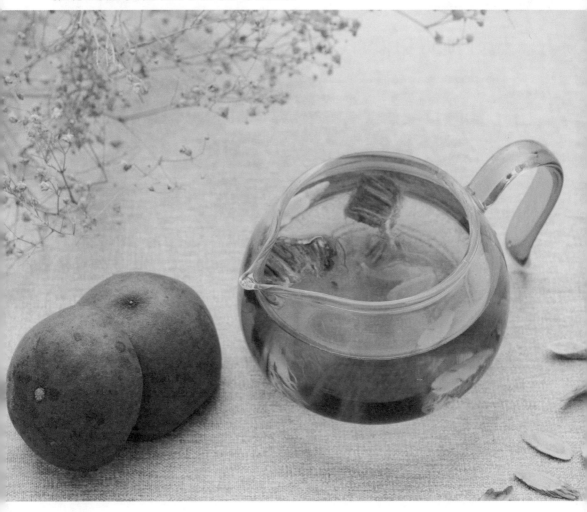

**材料** `1人份` 黄芪20克，罗汉果半个。

**做　法** 罗汉果切半，与黄芪一同洗净，加入适量的水，煮15分钟以后即可代茶饮用。

**功　效** 益气养阴，润肠通便。

**适合人群** 气阴两虚的便秘患者，常见大便偏干，排便艰难，伴形体消瘦，头晕耳鸣，自汗盗汗，气短懒言，头晕目眩，精神疲倦，舌淡嫩，苔薄白或少苔，脉细弱等症状。

# 做好预防和检查，肠癌并不可怕

国家消化系统疾病临床医学研究中心发布了《中国早期结直肠癌筛查流程专家共识意见》(2019，上海)，我就给大家普及一下得了结直肠癌的严重性以及早期发现、筛查的方法和检查对象。

## ◎ 结直肠癌是最常见的恶性肿瘤之一 ◎

结直肠癌是最常见的恶性肿瘤之一，它的发病率在全球居于恶性肿瘤第三位，死亡率高居第二位，是占全球发病率和死亡率首位的消化系统恶性肿瘤，严重威胁着人民群众的生命健康。

近年来，随着我国生活方式及饮食结构的多样化，结直肠癌发病率总体呈现上升趋势。2018年统计我国结直肠癌新发病例超过52.1万，死亡病例约24.8万，新发病例和死亡病例均接近全世界同期结直肠癌病例的30%。

## ◎ 为什么肠癌的发病率和死亡率高 ◎

肠癌发病率和死亡率之所以很高，一方面和这种恶性肿瘤的自身特点有关，另一方面则和人们的日常饮食习惯尤为密切。

### 1 饮食结构改变，摄入大量饱和脂肪酸

肠癌发病率呈逐年上升趋势和人们生活水平的提高及饮食习惯的改变关系紧密，数据显示，城市发病率增长速度尤为明显。

如今受到西方影响，人们逐渐接受了高脂肪、高蛋白、低膳食纤维的西式饮食，此类食物含大量饱和脂肪酸，加重肠胃负担，增加了肠癌的发病概率。而且现代人尤其是年轻人吃饭口味越来越重，小龙虾、烧

烤，偏咸、偏辣、熏炸食物越来越多，重口味的食物严重刺激人们的肠胃，增加肠胃的负担。而且，肉类在油炸和烧烤过程中可产生致癌物——杂环胺类化合物，产生有毒物质。这些物质会刺激肠道黏膜发生增殖性改变，从而导致癌变。

三餐不定时成为越来越多人的常态，这让肠胃原本工作的时间不能有效工作，在要休息的时候不断"加班"，颠倒、没规律的用餐习惯让肠胃不堪重负，易引起菌群失衡，肠道功能紊乱。

## 2 长期便秘，久坐不动

长期便秘也是诱发肠癌的一个原因。由于现代社会工作压力较大，很多都市人每天都是坐着办公，缺少必要的运动。长期久坐，会导致肠道蠕动减少，粪便在大肠内停留时间延长，引起便秘，从而增加粪便致癌物对大肠黏膜的刺激。大便就是人体的垃圾，如果不能每天清除，较长时间累积在肠道的话，粪便内的有害物质就很容易对肠黏膜造成伤害，从而诱发癌变。

## 3 遗传因素

在家族中如果长辈或者直系亲属患有肠癌，一定要引起注意，每年按时体检。如果有肠道不适症状或者有肠癌的早期症状，一定要重视，要及时到医院检查，早检查，早排除，早治疗。

## 4 早期无明显症状，发现晚

无论是何种癌症，到了晚期才被诊断，大部分是没有治愈机会的。目前我国结直肠癌5年生存率远低于美国及日韩，85%以上的结直肠癌发现即已属晚期，即使经过手术、放化疗、靶向治疗等综合治疗，患者的5年生存率仍明显低于40%；相反，早期结直肠癌治疗后5年生存率可超过95%，甚至可以完全治愈。

结直肠癌在早期时没有明显的症状和体征，一般人无法自我察觉，只有到了后期才出现便血、排便习惯改变、大便形状改变等症状。如果没有定期体检，很可能错过了最佳的治疗时机。所以，大家要每年定期体检，早期发现癌症，可以获得好的治疗效果。所以，癌症只有早发现早治疗，才能取得比较好的效果，如果到了癌症晚期，总体的治疗效果是不尽如人意的。

## ◎ 发现早期肠癌的方法 ◎

《中国早期结直肠癌筛查流程专家共识意见》（2019，上海）给大家推荐了以下结直肠癌筛查方法：

粪便隐血试验。

粪便DNA检测。

结肠镜检查。

乙状结肠镜筛查。

结肠CT成像技术。

结肠胶囊内镜筛查。

血浆Septin9（SEPT9）基因甲基化检测。

筛查结直肠癌的方法有很多，其中，最敏感的还是结肠镜检查。结肠镜检查可以直接观察到结直肠腔内壁，一旦发现肠息肉等肿物，能对其进行活检或切除标本，进一步完善病理检查，是结直肠癌确诊的金标准，还能在镜下切除息肉等癌前病变。

80%以上的肠癌是由腺瘤样息肉经过数年时间演变而来的，所以及时切除息肉可以大大地降低结直肠癌的发病率。

## ◎ 结肠镜检查有风险吗 ◎

结肠镜检查属于侵入性检查，很多人对其安全性表示担忧。任何操作都不可能绝对没有风险，但是肠镜相对来讲是很安全的，引起肠穿孔的可能性<1‰，出血的可能性小于1%。相比风险，肠镜给我们带来

的获益要大得多。为了我们自身的健康，就像世界卫生组织推荐的那样，如果你年龄超过45岁，不管有无肠道不适症状，都建议接受一次肠镜检查。

## 1 "无痛"结肠镜检查

不少人因为畏惧而拒绝结肠镜检查，这是非常错误的想法。结肠镜检查可以敏感地发现早期肠癌，避免肿瘤病变。结肠镜检查虽然会带来痛感，但程度因人而异，有的忍受能力强的人还是能够接受的。随着医学的进步，现在很多医院都有"无痛肠镜"。做之前会由麻醉科医生进行麻醉，99%的患者都可以无任何痛苦地完成肠镜检查。麻药一推，美梦一做，检查结束，全程无痛苦。

## 2 如果你属于下列人群，应该做肠镜检查

《中国早期结直肠癌筛查流程专家共识意见》(2019，上海)把50~75岁作为我国结肠肿瘤筛查目标年龄段，而40~49岁年龄段的人群也不能放松警惕，因为现在结肠肿瘤的发病有年轻化的趋势。

符合以下任何一项或一项以上者，都属于结肠肿瘤的高风险人群，建议及早筛查：

① 一级亲属有结直肠癌史。

② 本人有癌症史（任何恶性肿瘤病史）。

③ 本人有肠道息肉史。

④ 同时具有以下2项及2项以上者：

A.慢性便秘（近2年来每年便秘在2个月以上）；

B.慢性腹泻（近2年来腹泻累计持续超过3个月，每次发作持续时间在1周以上）；

C.黏液血便；

D.不良生活事件史（发生在近20年内，并在事件发生后对调查对象造成较大精神创伤或痛苦）；

E.慢性阑尾炎或阑尾切除史；

F.慢性胆道疾病史或胆囊切除史。

# ◎ 如何缓解检查后的不适 ◎

　　不少人在做完肠镜检查后都有腹胀、里急后重等不适，其实这是肠道积气导致的，只要蹲一蹲、排排气就能减轻不适。当然，在开放饮食后也可以试一试白萝卜陈皮水。

　　白萝卜具有下气、消食、利尿通便的功效。白萝卜生吃比较寒凉，煮熟后，比较平和，《本草经疏》："生者味辛，性冷；熟者味甘，温平。"陈皮具有健脾理气的功效。白萝卜陈皮组合在一起，可以很好地行气消胀。

　　肠镜结束后多久才能进食进饮？虽然都是肠镜检查，但是有的人选择全麻，有的人是普通肠镜，有的人需要切息肉，有的却没有息肉，不需要做治疗，因此不同的人开放饮食的时间有所差异，具体的时间要听从医生的安排，不能一概而谈。

## 推荐药膳食疗方：白萝卜陈皮水

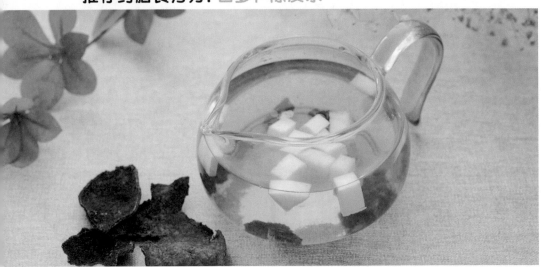

**材料** （1人份） 白萝卜200克，陈皮5克。

**做法** 白萝卜切片，陈皮洗净，加入适量的水，大火烧开后改小火煮20分钟，加适量盐调味，出锅。

**功效** 行气消胀。

# 如果身体有这些暗示,你就要去消化科做这些检查了

《黄帝内经》中写道"上工治未病",说的是高明的医生防病于先,在疾病尚未表现于外时就有预见性地予以处理,而不是等到病情发展后再去医治。"未病先防,既病防变"是中医养生保健治未病的内涵。其实疾病发生发展之前,身体都会发出"暗示",这些通常是被大家忽视的症状。

消化系统疾病几乎是每个人一生中或多或少都会经历的疾病,不少人并不清楚自己该做哪些检查,今天,我就跟大家讲讲消化科常见的检查项目。

## ◎ 胃镜 ◎

胃镜检查是指通过柔软的特殊导管经口腔探入食管、胃及部分十二指肠,使所到达的部位黏膜疾病可以在显微屏上被肉眼观察,是发现及确诊消化道黏膜疾病难以替代的检查手段。

胃镜检查是一项侵入性操作,许多患者对此项检查的认识还停留在痛苦难忍的印象中,并对检查的安全程度、胃镜消毒效果存有顾虑,容易产生恐惧感,即便医生开出检查单也拒绝配合。其实,近年开展的"无痛胃镜"大大提高了舒适度,大可不必担心胃镜检查的痛苦,只需要乖乖听从医生的安排,就能在"睡梦"中完成检查。

出现以下症状,建议做胃镜检查

① 胸骨后疼痛、胃灼热、吞咽困难

可能有酸性胃液反流进入了食管,且刺激并损伤了食管黏膜,引起食管炎症性病变。吞咽不畅或困难者,可通过胃镜诊断有无食管或贲门恶性肿瘤,食管、贲门狭窄性疾病,以及食管黏膜损伤程度等。

② 持久的难以缓解的上腹胀

包括持久的难以缓解的上腹部不适、胃胀气、进食减少,伴有体重

下降等症状，须借助胃镜检查并留取病理活检，排除慢性萎缩性胃炎、异型增生等胃癌前病变。

③ 反复出现的上腹部规律性疼痛

出现反复的、周期性的、有规律的上腹痛，或者伴有呕血、便血者，需要通过胃镜检查，排除胃、十二指肠溃疡，并通过病理活检鉴别溃疡的良恶性，随访其愈合情况。当伴有呕血、便血时，还可通过胃镜进行内镜下止血治疗。

④ 呕吐、食欲下降、体重减轻，或不明原因的贫血

胃恶性肿瘤是引起呕吐、食欲减退、体重下降和隐性出血致贫血的原因，可通过胃镜及病理活检而确诊。

⑤ 胃手术后

曾做过胃大部切除术的患者，容易导致胃炎、溃疡甚至肿瘤，术后应定期复查胃镜以跟踪病情。

⑥ 吞入异物者

如果有扣子、钥匙、硬币等异物吞进胃部，可通过胃镜及时处理。胃镜检查前对患者有一些要求，比如当天禁食，必须空腹检查等。完成后也有一些护理要求，比如什么时间可以进食，如果出现咽喉不适如何处理等。通常医生都会有所叮嘱，建议患者留心，积极配合医生。

## ◎ 结肠镜 ◎

结肠镜是一支细长可弯曲的医学仪器，通过肛门进入直肠直至回肠末端进行检查，可以让医生观察到整个大肠的内部情况。同时，还可对部分肠道病变进行治疗，比如，大肠息肉等良性病变镜下直接摘除，肠道出血进行镜下止血，大肠内异物进行清除等。

当你出现以下症状，建议完善结肠镜检查：

① 出现反复的腹痛、大便异常者（包括腹泻、便秘、便血、大便变形），需要做结肠镜检查；

② 不明原因的贫血也须做结肠镜检查；

③ 大肠息肉或肿瘤术后须定期复查，做结肠镜检查；

④ 有大肠癌或腺瘤息肉家族史的人群，需要进行结肠镜检查；

⑤ 世界卫生组织建议，40 岁以上的人，即使没有腹部症状及大便异常也要首次接受结肠镜检查，因为大肠癌绝大多数是由结肠腺瘤样息肉演变而成的，早期切除息肉就可防止结肠癌的发生。

检查前同样要认真听取医嘱，遵守禁食、提前导泻清肠等操作。

## ◎ 幽门螺杆菌检查 ◎

幽门螺杆菌是目前所知能够在人胃中生存的唯一的微生物种类，感染此菌可引起活动性胃炎、消化性溃疡、胃黏膜相关组织淋巴瘤、胃癌等，它还被列为胃癌独立的 I 类致癌因子。

幽门螺杆菌检测的方法有多种，分为侵入性和非侵入性两大类。侵入性的有快速尿毒酶法、病理染色法、细菌培养法和 P C R 法，非侵入性的有呼气试验法、血清抗体法、大便 H p 抗原法等。

出现以下不适，建议完善幽门螺杆菌检查：

① 反复出现上腹部疼痛、胀满，并经胃镜检查确诊为胃十二指肠溃疡，或糜烂性活动性炎症、萎缩性胃炎者；

② 慢性胃炎伴消化不良症状严重，经普通治疗无效者；

③ 早期胃肿瘤已行内镜下切除或胃次全手术切除后的患者；

④ 有胃癌家族史者；

⑤ 须长期服用抑酸药物、非甾体抗炎药类或阿司匹林的人群；

⑥ 不明原因缺铁性贫血的人群；

⑦ 特发性血小板减少性紫癜患者；

⑧ 日常共同生活且接触密切对象患有幽门螺杆菌或直系亲属患有胃癌的人群；

⑨ 难以解释的、顽固性口臭的人群。

# ◎ 上消化道钡剂造影（钡餐造影）◎

钡餐是一种造影剂，用于在X线照射下显示消化道有无病变。检查者用口服的途径摄入造影剂，可以确定胃肠的蠕动及排空情况、观察上消化道大体形态或邻近组织器官对胃肠道的影响。用于消化道检查的钡餐是药用硫酸钡（硫酸钡的悬浊液），因为它不溶于水和脂质，所以不会被胃肠道黏膜吸收，因此对人基本无毒性。

出现以下不适，建议完善钡餐造影检查。

① 吞咽困难：吞咽困难可以因为食管功能障碍，导致食物无法正常顺利通过食管而引起，这种病往往就是贲门失弛缓症，常常伴有胸骨后疼痛、食物反流等。此外钡餐还可以诊断有无食道肿瘤。

② 餐后上腹饱胀，特别伴有腹部下坠感，体形消瘦者。

③ 在诊断溃疡病、胃肿瘤方面，内镜的普及和发展基本代替了消化道钡餐造影检查。但是，胃下垂、十二指肠淤滞症以及食道裂孔疝的诊断还离不开消化道钡餐检查。

# ◎ 腹部超声检查 ◎

腹部超声检查是一般的体检项目，可以查看肝、胆、脾、胰等腹部脏器的大小、位置、形态、是否存在器质性病变等，如肝脏肿瘤、脂肪肝、胆道结石、胰腺肿瘤、脾脏肿大等。

如果反复出现上腹部不适，除了要做胃镜外，还要做腹部超声检查，排除肝、胆、脾、胰等脏器的疾病。

总而言之，如果身体反复出现一些症状，早期就要重视起来，现在医疗技术突飞猛进，及时检查，很多疾病就可以扼杀在病变早期的摇篮中。其实，很多西医学检查是中医望诊的延伸，现代中医也不会光凭"三个指头、一个枕头"来诊断疾病，所以患者要相信医生，勇于接受医生开出的西医学检查项目的建议。

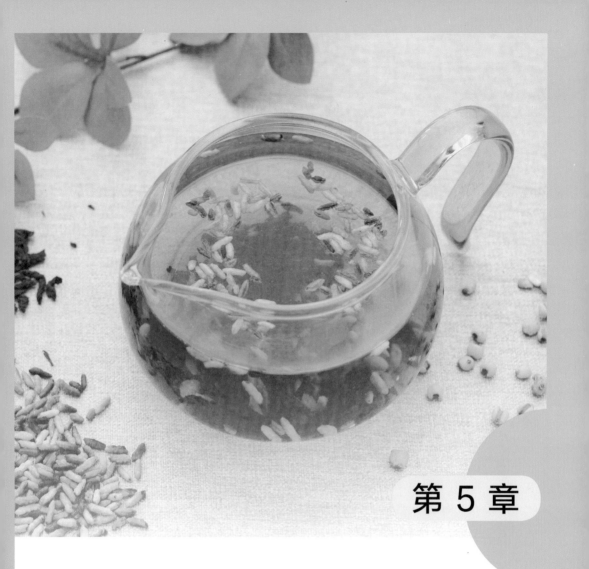

# 第 5 章

# 百病先从脾胃治

　　中医的脾胃病不仅包括西医消化系统疾病，也包括其他系统有脾胃损伤的病证。脾胃之盛衰对肝、心、肺、肾四脏皆有影响，脾胃之衰败，可以导致其他脏腑之气的衰败，出现咽喉不适、睡眠不好、口中异味、口腔溃疡、多汗易汗等，甚至影响人体外貌，出现形体肥胖或消瘦、颜面苍老、肌肤粗糙等现象。

# 咽喉总有异物感，一道双梗利咽茶帮你赶走

我有一位患者，平时总感觉喉咙有异物，吞又吞不下去，吐又吐不出来，为了这个病，走访了大大小小的医院，把胃镜、上消化道钡餐、鼻咽镜、甲状腺B超、甲状腺功能、扁桃体窝X线片、胸部CT、24小时食管pH检测都做了个遍，结果显示都没有异常。她抱着一大堆的检查资料找到了我，问："主任，我是长肿瘤了吗？怎么感觉喉咙总有一个肉团在？"我说："你这是癔球症，中医叫梅核气。"

## ◎ 梅核气（癔球症）是什么 ◎

癔球症是西医学的概念，中医称之为"梅核气"，是功能性食管疾病的一种，以咽中似有梅核阻塞，咯之不出，咽之不下，时发时止为主要表现，但不影响正常进食。宋代医家朱肱在《南阳活人书》里写道："梅核气……塞咽喉，如梅核絮样，咯不出，咽不下。"

梅核气相当常见，国外就曾报道过，46% 的人有过癔球症的经历，但仅有1/3 的人会因为这种不适而去医院看病，而且就诊者中以女性为主，占就诊人群的3/4。

### 1 梅核气四大特点

① 不影响进食和吞咽，在进食固体食物或大量液体食物时症状反而减轻或消失；

② 在两餐饭的空闲时间，患者常常会反复吞咽，反复吞咽反而加重症状；

③ 哭泣时症状可以减轻；

④ 郁闷、焦虑等情绪不佳时症状会加重。

## 2 如何诊断梅核气

诊断梅核气应首先排除喉咙、食管、胃、甲状腺、纵隔、肺等器质性疾病，然后要包括以下五个必备条件：

① 喉部持续或间断的无痛性团块或异物感；
② 感觉出现在两餐之间；
③ 没有吞咽困难或吞咽痛；
④ 没有胃食管酸反流引起症状的证据；
⑤ 没有伴组织病理学异常的食管运动障碍。

## ◎ 梅核气的病理病机 ◎

中医认为，梅核气的病位在咽喉，发病脏腑与肝、脾有关。其发病主要是肝脾功能失调，肝主疏泄，脾主健运，如果情志不畅或饮食劳倦内伤，都会损伤肝脾。肝失疏泄，脾失健运，升降失司，水湿不化，蕴而成痰，痰气互结于咽喉，发为梅核气。气郁痰凝、痰气互结于咽喉，是梅核气的基本病机。

## ◎ 疏肝理气、化痰散结是关键 ◎

此病的初期症状主要以痰气交阻证为主，表现为：咽中异物感，吞之不下，吐之不出，咽中多痰而黏，症状随情绪改变而改善或加重；平素情绪抑郁，胸胁满闷，食欲下降，眩晕呕吐，舌质淡红，苔白腻，脉弦滑。

治疗该类型的梅核气患者就要疏肝理气，化痰散结。最经典的方剂当数半夏厚朴汤。《金匮要略·妇人杂病脉证并治第二十二》指出："妇人咽中如有炙脔，半夏厚朴汤主之。"半夏厚朴汤，由法半夏、厚朴、茯苓、生姜、苏梗组成。方中法半夏辛温入肺胃，化痰散结，降逆和胃，为君药；厚朴苦辛性温，下气除满，助半夏散结降逆，为臣药；茯苓甘淡渗湿健脾，以助半夏化痰，生姜辛温散结，和胃止呕，且制半夏之毒，苏梗芳香行气，理肺疏肝，助厚朴行气宽胸、宣通郁结之气，共为佐药。全方辛苦合用，辛以行气散结，苦以燥湿降逆，使郁气得疏，痰涩得化，则痰气郁结之梅核气自除。

病程较短的梅核气患者，用半夏厚朴汤大多能奏效，一些病程较长的患者症状就比较复杂了，会出现痰瘀互结、肝郁脾虚、阴虚痰结、阳虚痰凝等不同情况。

像我前面介绍的患者，除了有痰气交阻的表现，由于病程较长，患者心理压力较大，也有肝气郁结的情况。前期因为咽喉不适，服用了很多寒凉清热的药物和食物，损伤了脾胃的阳气，所以也有脾虚的表现，出现了倦怠乏力、面色萎黄、大便溏烂、舌质淡红、边有齿印、苔薄白、脉细弱。我用半夏厚朴汤与逍遥散加减，治疗两周后，患者表示咽喉异物感有所减轻，但是大便还是较软烂。于是，我在前方的基础上加重了健脾祛湿化痰的药物。

两周后，患者来找我复诊了，她说："主任，我这个咽喉异物感比以前减轻了，但是感觉总是不断尾，这怎么办才好啊？"我说："你平时心情怎么样啊？上班压力大吗？"她说："心情不太好，全职家庭主妇，没出去工作，还常常跟家里人生闷气，一生气，喉咙那种异物不适的感觉就来了。"我说："多出去旅游散心，晚上吃完饭就去广场走一走，跳跳舞，结交一下朋友，对你有好处。"

她将信将疑地离开了诊室。两周后，她面带笑容地走进诊室，说："主任，听您讲准没错，我最近晚上都会去跳广场舞，感觉人开朗了，咽喉异物感也减轻了，但是跳舞出了很多汗，感觉身体有点累，您帮我再开个方子调理一下身体吧。"

梅核气的发病与肝气郁结有很大的关系。西医学也发现，癔球症是一种心身疾病，这类患者或多或少都有一些情绪障碍。所以消除疑虑很重要，要积极调整工作、生活状态，多交朋友，自我解脱，精神放松。此外，饮食调理也重要，尽量避免食用红薯、芋头、土豆、豆类等产气的食物。

## 推荐药膳食疗方：双梗利咽汤

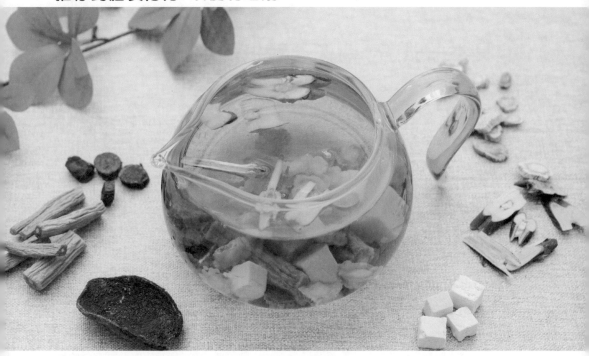

**材料** `1人份` 党参15克，茯苓15克，陈皮10克，苏梗10克，桔梗10克，炙甘草10克。

**做法** 将上述药材全部放入锅中，加入300毫升的水浸泡20分钟备用；将泡过的材料与水一同倒入砂锅中，大火烧开后，再转小火继续煮制20分钟；关火，出锅。

**功效** 健脾理气，化痰利咽。

党参性平，味甘，归脾经、肺经，能健脾益肺。茯苓性平，味甘、淡，归心经、肺经、脾经、肾经，能化痰渗湿、健脾宁心。陈皮性温，味苦、辛，归肺经、脾经，能理气健脾，燥湿化痰。苏梗性微温，味甘，归肺经、脾经、胃经，能理气解郁，宽胸利膈。桔梗性平，味苦、辛，归肺经，能宣肺利咽、祛痰排脓。苏梗配桔梗为临床常用组合，《本草撮要》言："梗（苏梗）得桔梗，治梅核气，蟹毒。"炙甘草性平，味甘，归心经、肺经、脾经、胃经，能补脾和胃、和中缓急。六药合用煮水喝，适合肝郁脾虚、痰气交阻的梅核气患者服用。

# 口臭不敢张嘴？两杯茶轻松赶走口气

> 我曾接诊过一位三十岁出头的女士，来就诊时她侧面对着我，说话用手挡住嘴巴，羞羞涩涩，声音细小。开始我还奇怪，问了几个问题，回答都听不清楚，让她大声点。她转过头，把手稍稍放下，一开口说话，我马上明白她来的目的了——她有比较严重的口臭。一开口，对面的人就能闻到一股刺鼻的酸臭味。这个问题严重困扰了她的日常生活。

## ◎ 口臭不一定是小毛病 ◎

口臭指口中气味臭秽，他人闻得到，自己能闻到或者闻不到。很多人都有这种情况，早上起床后，口苦、口干，口臭味道很浓，就像是什么东西腐败了一样。口臭不但会影响人与人之间的交流，如果特别严重，还说明身体健康"亮红灯"了。有口臭的人通常心理压力很大，就像我前面提到的那位女士。其实，口臭找到根源，是可以通过治疗缓解的。

相关统计数据表明，口臭的发生非常普遍，以中老年人居多。调查显示，10%～65%的人曾经有过口臭经历，文献报道中国人口臭的发病率约为27.5%，西方发病率甚至高达50%。男性发病率高于女性，但女性就诊人数远高于男性。虽然与多数疾病相比，口臭对人体健康危害较小，常被忽视，但口臭常常反复发作，严重的会造成自卑、抑郁，尤其对社交需求较高的人，口臭严重影响生活质量。因此，口臭虽是小毛病，但发病率很高，应该引起大家的重视。

口臭的病情可轻可重，严重的口臭可能是某些疾病的伴随症状。除口臭外，若出现发热、贫血、消瘦、吐血、口臭性质或气味突然发生改变等情况时，有必要尽快到医院进行检查，明确病因，以免耽误病情。

## ◎ 检测口臭的方法 ◎

检查口臭的方法主要有：自我感受法、亲近的人反馈法、临床测试法、专业医师直接的鼻测试法、实验室测试等。其中，人工鼻是检测口臭较为客观和实用性的方法，便携式硫化物口气测定仪能迅速检测出引起口臭的可挥发硫化物（VSC）含量，如硫化氢、甲硫醇、其他硫化醇、二甲基硫等。

## ◎ 西医认为口臭是如何产生的 ◎

西医认为口臭可分为非病理性口臭和病理性口臭。非病理性口臭通常是在正常的生理过程中产生的，一般持续时间较短。病理性口臭多是由局部或系统性疾病引起的。还有一类口臭属于精神性口臭，与心理和精神因素有关。口臭的常见原因如下。

口腔疾病，如患有牙龈炎、牙周炎、牙槽溢脓、蛀牙等。

胃肠道疾病，主要为上消化道疾病，如反流性食管炎、食道肿瘤、消化性溃疡、慢性胃炎、功能性消化不良等，其主要原因可能与食管功能有关，食管的闭合功能被抑制，闭合减弱，下段近贲门处闭合受限，胃内及肠道刺激性气味由食管进入口腔而产生口臭。

呼吸道及耳鼻喉相关疾病，如扁桃体炎、肺结核、肺脓肿、支气管扩张、鼻炎、鼻窦炎、鼻后滴漏综合征等。

内分泌疾病，如经期内分泌紊乱。

肝肾功能衰竭、血液病等疾患也可产生异常气味，导致口臭。

某些镇静药、降压药、阿托品类药、利尿药以及有温补作用的中药，导致唾液分泌减少，从而有利于细菌生长，而产生口臭。

日常饮食习惯，如抽烟、喝酒、喝咖啡以及经常吃葱、蒜、韭菜等食物也易引发口臭。

不良的口腔习惯和口腔卫生也是造成口臭的一大原因，这种口臭多属于非病理性的。大多是清洁不到位导致舌背的菌斑增多、增厚所引起。舌背的表面积大，有许多乳头、沟裂和凹陷，有利于细菌、口腔黏膜脱落上皮、食物残渣等滞留，充当"细菌储藏室"。研究表明舌苔越厚，越易形成厌氧环境，越有利于厌氧菌的生长，从而也越有利于挥发性硫化物的产生，导致口臭。

目前西医治疗口臭的方法就是针对以上病因来治疗，尤其是根除引起胃病的幽门螺杆菌。数据表明，口臭患者幽门螺杆菌阳性率较高。幽门螺杆菌是引起慢性活动性胃炎、消化性溃疡的重要原因。当存在感染时，可能影响胃肠动力功能，引起食物在胃肠中潴留（在体内不正常地聚集停留）时间过长，经胃肠道内其他细菌分解产生各种有臭味的气体。幽门螺杆菌感染者，口臭发病率明显高于未感染者，而根治幽门螺杆菌后，口臭症状明显减轻。

## ◎ 中医认为口臭是如何产生的 ◎

中医认为，口臭是五脏六腑功能失调导致脏腑积热引起的，其中与脾胃关系最为密切。《诸病源候论》记载："口臭，由五脏六腑不调，气上胸膈，然脏腑气臊腐不同，蕴积胸膈之间而生于热，冲发于口，故令口臭也。"明代龚廷贤《万病回春》记载："口开则臭不可闻者，肠胃中有积热也。"明代张景岳认为口臭多由胃火引起，亦可由食滞、脾虚引起，其证分阴阳，治疗上阳证宜清胃火，阴证宜补心脾。明代李时珍《本草纲目·口舌》记载："口臭是胃火、食郁。"

口臭的发生多与胃火炽盛、胃肠蕴热、痰热蕴肺、情志过极、久病大病瘥后等因素有关。脾经散布在舌下，脾开窍于口，当脾胃有虚火，口气最先有反应，脏腑积热、浊气上泛，冲发于口，口臭自然不可避免。脏腑积热严重时，还会出现恶心、反胃等现象。

## ① 饮食不当

一是喜欢吃辛辣、燥热的食物，导致胃肠蕴热、胃失和降、胃火上炎、热毒上蒸、上冲于口而形成口臭。二是喜欢吃肥甘厚味，湿浊内生，壅滞于脾，脾失健运，湿郁化热，湿热上泛而形成口臭。

## ② 痰热蕴肺

外感或内伤引起肺热蕴积于胸膈之间，随气体呼出而形成口臭。或肺中痰热蕴结，灼伤气血，瘀结成痈，血败为脓，气迫于口，上犯窍络而致口中有腥臭气味。

## ③ 情志过极

生活中容易发怒，导致肝火旺盛，肝的机理失调，气火上炎，损伤脾胃。或者经常心情低落、焦虑忧伤，导致脾气受损，脾胃升降失常，浊气上泛而出现口臭。

## ④ 久病大病初愈

病后身体虚弱，耗伤中气，脾胃虚弱，运化失健，湿浊内生，湿阻脾胃，升降失司，胃失和降，湿浊上泛而形成口臭。伤及阴气，脾胃阴亏虚，虚热内生，虚火上蒸而形成口臭。

对于广大朋友来说，上面这些话可能有些生拗，难以理解。具体治疗时，还要分"阴阳虚实"，过于复杂，不知如何着手。根据我多年的临床经验，所遇到的大多数人口臭的主要因素就是"湿滞"或"湿热"。

## ◎ 口臭的治疗方法 ◎

我建议按病情严重与否，分为两种情况。一种是病情比较严重的，如口臭患者伴有发热、贫血、消瘦、肝肾功能异常、吐血、大便发黑或便血、口臭性质或气味突然发生改变等情况时，有必要尽快到医院检查，明确病因，采取针对性方案进行治疗。

另一种是没那么严重，只是日常生活中偶尔发生的，建议注意日常生活习惯及个人卫生，在家里通过食疗进行调理。三餐尽量清淡，少吃肥甘厚味和油腻的食物，适当吃一些利于祛湿的食物，比如薏苡仁，有清热作用的绿豆、苦瓜等也可酌情食用。另外，最好不吸烟或少吸烟。

## 1 中医注重把握湿滞与湿热的基本病机

中医治疗口臭，需要进行辨证论治，总体可以分为脾胃湿热证、痰热壅肺证、胃火炽盛证、食滞胃肠证、肝胃郁热证、阴虚火旺证六种，病情严重者，要到医院就医进行针对性辨证论治。病情不严重的人，我建议把握住"湿滞或湿热是口臭的基本病机"这一原则，注重祛湿滞或清湿热。常用苍术、厚朴祛湿消滞，黄连、黄芩清热燥湿等。

## 2 注重口腔卫生及健康饮食

养成良好的口腔卫生习惯，定期通过超声波洁牙，彻底消除牙菌斑、软垢、牙结石等，在一定程度上能减轻口臭。做到每天饭后漱口、早晚刷牙，刷牙时用牙具轻轻擦洗舌背，去除附着在其上的真菌及腐败物。

有龋齿、残冠或残根，以及有牙周疾病等，要及时修复治疗。

饮食要有规律，不暴饮暴食，少吃甜食，特别是睡前不吃甜食。

国医大师路志正教授认为口臭多与脾胃湿浊有关，中医常用祛湿化浊法。本茶饮中的藿香性微温，味辛甘，有解暑、化湿、和胃、止呕等功效，《药品化义》一书指出"藿香，其气芳香，善行胃气，以此调中，治呕吐霍乱，以此快气，除秽恶痞闷"。丁香性温，味辛，归脾经、胃经、肺经、肾经，有温中降逆、散寒止痛、温肾助阳的作用，可温化水湿。藿香与丁香搭配饮用效果更强，适合脾胃湿浊见口臭者。

丁香小知识：丁香还是古代的口香糖。相传，唐代著名的宫廷诗人宋之问在武则天掌权时曾充任文学侍从，他自恃长相仪表堂堂，又满腹诗文，理应受到武则天的重用。可事与愿违，武则天一直对他避而远之。他百思不得其解，于是写了一首诗呈给武则天以期得到重视，谁知武则天读后对一近臣说："宋卿哪方面都不错，就是不知道自己有口臭的毛病。"宋闻之羞愧无比，从此之后，人们就经常看见他口含丁香以解其臭。由此，现代人趣称丁香为"古代的口香糖"。

## 祛湿化浊食疗方：二香茶

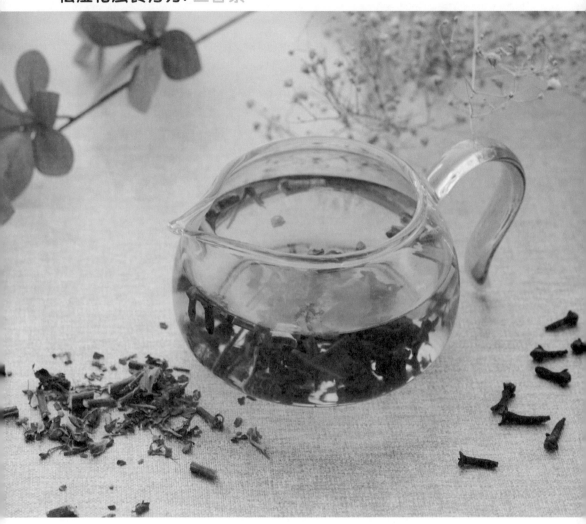

**材料** （1人份） 丁香3粒，藿香3克。

**做　法** 将丁香捶碎，与藿香一同放入有盖茶杯中，冲入沸水，加盖浸泡
10分钟即成。

**功　效** 祛湿化浊。

**适合人群** 脾胃湿浊者，常见口臭、口中黏腻，肢体困倦而重，或头重如裹，
胸闷腹胀，纳食不香，大便溏烂，舌苔白腻。

## 清热化湿食疗方：佩兰薄荷苦丁茶

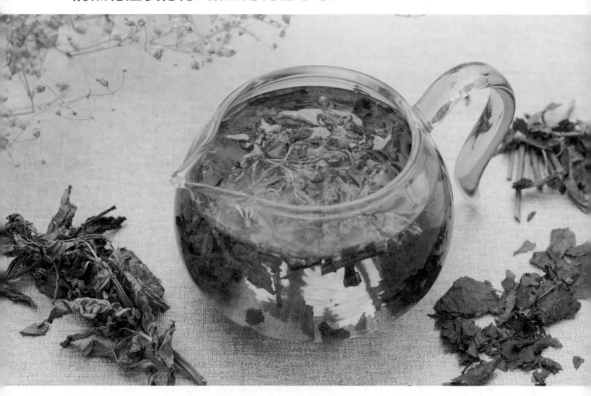

**材料** 1人份  佩兰3克，薄荷3克，苦丁茶3克。

**做 法**  将以上材料放入有盖茶杯中，冲入沸水，加盖浸泡5分钟即成。

**功 效**  清热化湿。

**适合人群**  脾胃湿热者，常见口臭、口苦黏腻、脘腹胀满、大便黏滞不爽，舌质偏红，苔厚腻，伴有黄苔。

　　佩兰气味芳香，辛能发散，香能去秽，故有化湿解暑的功效，可用于脾胃湿热（口中甜腻、多涎、口气腐臭）者。薄荷具有医用和食用双重功能，薄荷辛凉，有疏风散热、辟秽解毒的功效。苦丁茶性寒，味甘、苦，有疏风降火、清咽利喉的作用，茶叶中所含的单宁酸有杀菌作用，还能阻止细菌在食物残渣中繁殖，有效地防止口腔异味。佩兰与薄荷、苦丁茶一同饮用，可以帮助脾胃湿热口臭者清热化湿、清新口气。

# "喝水都胖"和"狂吃还瘦",一茶一汤来调理

## ◎ 中医的"胖"和"瘦" ◎

中医很早的时候就开始注重从形体上观察人的生理病理。《灵枢》就已经提到"人有肥、有膏、有肉";元代朱丹溪在《格致余论》中首次记载"而况肥人湿多,瘦人火多";到了清代,名医程芝田在《医法心传》中的原话是"肥人气虚多痰,瘦人血虚多火"。这样就有了现在大家常说的"肥人多痰(湿)、瘦人多火"了。

中医所指的肥人一般为肥胖之人或容易发胖的人,瘦人指体形消瘦、怎么吃都不胖的人,而不是按照现代肥胖指数测算出来的胖或瘦。中医讲的胖和瘦,是将人的外在生理形体与内在腑脏病理因素联系起来,以达到人体机体更为平衡的一种状态。

## ◎ "喝水都胖"和"狂吃还瘦"的原因 ◎

为什么有些人"喝水都胖",有些人却"狂吃还瘦"?原因归纳为两个字:"脾虚。"明代万密斋《养生四要》指出:"受水谷之入而变化者,脾胃之阳也,散水谷之气而成营卫者,脾胃之阴也。"明确区分了脾阴、脾阳的作用:脾阳运化水谷形成水谷精微,脾阴则将水谷精微散布至肌表、四肢及脏腑,形成营气、卫气,润泽孔窍,灌溉脏腑,濡养四肢肌肉。脾阴、脾阳配合,共同完成脾之运化、升清、统血等功能。

### ① "喝水都胖"多是脾气虚、脾阳虚

俗话说:"十个胖子九个虚。"这里的"虚"通常指的是脾虚。脾主

运化水湿,是津液代谢、气机升降的枢纽。脾在脾气的推动下,将代谢过程中的痰湿和其他产物运化出体外。如果脾气虚了,运化能力下降了,就会导致津液代谢不顺畅,容易产生痰湿。如痰湿泛溢肌肤或停滞体内,就会形成肥胖。如果痰湿停阻在人体内,那就是废物和垃圾。时间久了,会进一步影响脏腑经络,从而引起其他疾病。

因此脾阳气虚的人多为痰湿体质的人,常表现为:喜食肥甘厚味,体形肥胖,腹部肥满,胸闷,痰多,身重不爽,容易困倦,舌体胖大有齿印,舌苔白厚腻。

## ② "狂吃还瘦" 很可能是脾阴虚

如果排除遗传因素,"狂吃还瘦"很可能是脾阴虚。开头不是说"瘦人血虚多火",怎么这里又说瘦人多是脾阴虚呢?中医认为,阴包括人体的精、血、津液等有形体液,而脾胃运化的水谷精微所产生的营气和津液是化生血液的主要物质,因此瘦人多为脾阴虚。

这些人往往先有脾气虚,不能运化水谷和散布精微,导致机体阴津不足、肌肤失养而形体消瘦。阴不敛阳,阴阳失去平衡,虚火内生,暗耗阴津,形成恶性循环,消瘦越来越严重。

另外,患有某些和消化道相关的疾病(如胃炎、胃溃疡、肠炎等),消化吸收功能受损,营养物质吸收不利,也会导致狂吃不胖。其他疾病,比如甲亢、肝病、肾病、糖尿病等也会出现狂吃不胖的症状。这时就要引起重视,及早到医院就诊。

## ◎ 胖人如何减重,瘦人如何增重 ◎

体形胖或瘦不仅影响外在美观,也是身体亮起红灯的表现。在这个"以瘦为美"的时代,有的人觉得"狂吃不胖"很好,不需要调理;也有的人本身既不胖也不瘦却误认为自己"吃一点就胖",一味想要通过医疗、食疗等手段调理体质。殊不知这些观点从中医角度看都是错误的,都是为健康埋下隐患。

**1 胖人减重首要"祛湿（痰）"**

清代无锡名医张聿青在《张聿青医案·中风》中记载："体丰者多湿多痰，所以治痰为先。"中医认为湿为四水（湿、水、痰、饮）之首，痰、饮、水、湿四者同源而异流（形），皆为病理产物。湿聚为水，积水成饮，饮凝成痰，因此祛湿非常重要。

**日常如何祛湿？**

① 顾护脾胃是根本方法

三餐定时、定量，避免暴饮暴食。尽量不要吃损伤脾胃的食物，比如口味过重的、甜点、生冷食物、冷饮等；"甜腻化湿"，所以甜食少吃；酒助湿邪，酒精还是少碰为好。

② 避免潮湿环境是简单方法

避免在潮湿环境久居，不穿未干透的衣服，尽量多晒太阳。

③ 加强运动是有效方法

"动能升阳"，能鼓舞脾胃阳气，驱赶湿邪。30～40分钟的慢跑是很有效的减脂运动，但运动过后，切忌暴饮暴食。

④ 妙用祛湿食材是快速方法

有很多食材具有祛湿的功效，例如姜、陈皮、砂仁、草果、冬瓜皮、玉米须、西瓜翠衣、马齿苋、荷叶等。

⑤ 控制饮食，减少能量摄入

可以说减肥一定要控制饮食，减少食品和饮料中能量的摄入，避免餐间零食、睡前进食、暴饮暴食。

在祛湿直播课当中，记得有个观众向我提了一个问题："喝奶茶是不是容易有湿气？"我的回答是："喝冰冷饮料不仅损伤脾阳，甜饮料还容易碍脾生湿，而且奶茶热量高，还容易令人发胖。"

很多人也问我，有没有吃中药减肥的案例，我说当然有！我最近就接诊过一名45岁的中年男子，他最大的烦恼就是肥胖、肚皮松大、大便烂次数多，便后总感觉擦不干净，这种困扰已经持续近两年，精神疲倦，少气懒言，舌质淡胖，苔白微腻。我辨证为脾虚痰湿，以健脾祛湿法治疗,方用参苓白术散加减,连续服用3个月。这位患者不仅体重下降腹围减少,而且腹泻的症状也缓解了,体重从76千克减至73千克,自我感觉肚子上肉也变得结实了。其实,人民卫生出版社出版的《内分泌科专病与风湿病中医临床诊治》一书中,推荐脾虚湿痰的肥胖症人群使用的中药正是参苓白术散。

从医35年,我接诊过太多因为减肥不当而损伤脾胃、损伤身体的人。有的人崇尚"过午不食",结果导致消化道溃疡并出血;有的人把水果当饭吃,结果损伤脾阳,月经失调;有的人爱喝减肥茶,没想到标榜天然无添加的减肥茶却加了蒽醌类药物,结果得了结肠黑变病。所以我不推荐长时间使用这些峻猛泻下的减肥方法。要想减肥消脂,关键还是要调理好脾胃。

## ② 瘦人增重首要健脾养阴、清虚火

脾为后天之本,气血生化之源。脾胃健,气血盛,则肌肉丰腴,肢体强劲。反之,则身体消瘦,肢软乏力。排除因甲亢、肝病、肾病以及肿瘤等多种慢性病原因后,采用适合的中医药治疗,会有很好的效果。

### (1)滋阴清火为主要方法

石斛、麦冬、枸杞子、黄精等都是滋阴降火的佳品,日常泡水、炖汤均可。同时,体瘦之人,多有阴虚、血亏津少,故饮食上宜多食甘润生津之品,如牛奶、蜂蜜、鸡蛋、鳖(甲鱼)、海参、银耳等。

### (2)饮食多样,营养均衡

养成良好的饮食习惯,不要挑食,定时定量,少量多餐,细嚼慢咽。改变进餐的顺序,先吃浓度高,营养密度高的食物,再吃其他食物。选择烹煮适度的食物,如蒸、炖、卤、炒、煮,避免油炸、煎、烤、辛辣刺激性食物。增肥可以考虑牛奶、杏仁、芝麻、腰果等食物,将杏仁和芝麻粉加入牛奶来喝,腰果则可以当作零食来吃,长期坚持会有不错的效果。

### （3）适当运动

我不推荐阴虚的人进行高负荷的体育运动。为什么呢？高负荷运动或长时间持续进行体育锻炼容易出汗多、口干渴，因为动则升阳，迫津外泄，此时体内阴津有一定损耗。阴虚体质者由于素体津液不足，应注意选择中小强度、间断性的锻炼项目，如太极拳、八段锦、健身操等动静结合的传统项目。避免在烈日下或闷热的环境中运动，并留意出汗情况，运动后及时补充水分。

胖的人常常嘲笑自己"喝水都胖"，那我就给大家介绍这一道常喝可以消脂减肥的茶饮。

茶饮的灵魂所在是炒米。炒米这味药食同源的良药，可以健脾祛湿、降脂瘦身，对消化不良、腹泻均有效果。清代医家李文炳在《李氏经验广集良方》中记载了一个陈醋炒米的方子，即米与陈醋一起下锅炒脆，取其温中散寒、健脾止泻的效果，用来治疗脾湿泄泻和水样腹泻。大米炒过后，米里所含的淀粉也就被破坏了，分解变成了活性炭。活性炭可是吸附高手，专吸各种潮气、异味、污垢，放在鞋里，是干燥除臭剂，放在冰箱里，能吸各种怪味。炒米有活性炭的功能，到了肠胃便能吸附黏膜上的有害物质，清肠刮毒。

薏苡仁（薏米）可以健脾利湿。

普洱茶又分为生普洱茶和熟普洱茶，熟普洱茶性温，降脂作用更强。因此炒米茶搭配熟普洱，既能温暖脾胃，又能燥湿化痰，还能慢慢苗条下来。

这是一道很灵动的化痰消脂茶，气虚明显的人可以加5克的黄芪；阳虚明显者还可以放上2片姜，普洱茶替换成红茶；苔白腻者可以加3克陈皮；苔黄湿热明显者可以加荷叶5克，普洱茶换成绿茶；肝郁气滞、心情不佳者可以加上5克玫瑰花。

提醒一下，胖和瘦的出现都是有其内在原因的，任何一个方向失之偏颇，都会带来困扰，需要有所警惕，有所控制。希望大家和我一起学习和运用好中医知识，调理好自己的体质，都能拥有一个健运的脾胃。

# 化痰消脂食疗方: 炒米茶

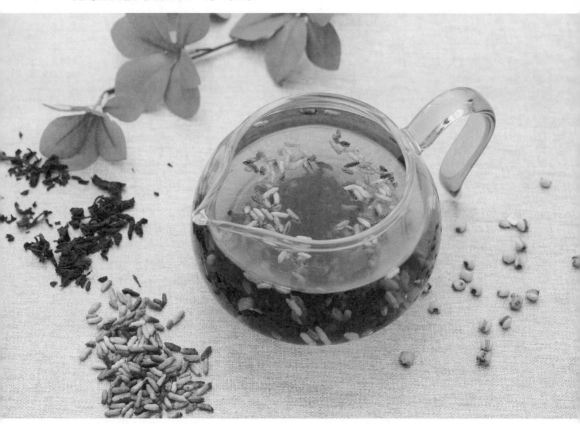

**材料** （1人份） 炒米5克，炒薏苡仁5克，熟普洱适量。

**做　法** 不用放油，冷锅倒入一碗大米，中小火翻炒，要不停地翻，防止炒煳。大米会慢慢释放出米香，炒到微微发黄，个别米粒变成小爆米花状时，关火。利用锅的余温，让炒大米再热一会，继续翻炒，然后放凉。薏苡仁也是放入锅中炒至微微发黄即可。取一小把炒大米、炒薏苡仁、一小撮普洱，热水冲泡，稍焖一会儿，香香的炒米茶就做好了。

**功　效** 健脾祛湿，化痰消脂。

**适合人群** 脾虚有湿之肥胖者，常见肥胖，头晕头胀，头重如裹，昏昏欲睡，口黏或甜，胸膈满闷，脘腹痞胀，肢体困重，动则加剧，大便不爽，舌淡苔白腻。

## 滋阴清热食疗方: *滋脾汤*

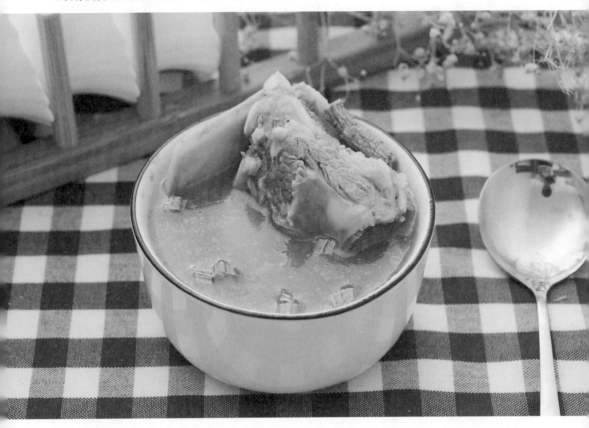

**材料** 2人份  西洋参5克,沙参15克,石斛15克,山药30克,猪骨300克。

**做 法**  先将猪骨焯水,然后将以上食材洗净,同放入瓦煲内,加入清水适量,用中火煮开转慢火煲汤。汤成后,食盐调味。

**功 效**  滋阴清热。

**适合人群**  阴虚内热之消瘦者,常见形体消瘦,饥不欲食,肌瘦肤热,唇干少饮,大便偏干排出无力,手足烦热;舌质嫩偏润、苔少。

# 睡眠不好怎么办？一碗汤让你睡到天亮

前来看脾胃病的患者常常伴有睡眠不好，我常在门诊听到他们说"夜里总是睡不好，一夜都在做梦。""我睡到下半夜就醒了，然后再也睡不着了。"……于是，他们第二天的学习、工作都感觉精神不振、精力不足。国外有一项调查研究发现，一年里大概有33%的人有过失眠。中华医学会相关的资料显示，中国约有3亿成年人有失眠问题。这么多人存在睡眠障碍，原因到底是什么呢？

## ◎ 失眠的表现是什么 ◎

失眠的中医病名是不寐、目不瞑、不得卧、卧不安等，是以经常不能获得正常睡眠为特征的一类病证。

诊断失眠有两点。

① 有失眠的典型症状：轻者入睡困难，或者睡而易醒，醒后不能再睡；重者彻夜不能入睡。常常伴白天神疲乏力、头昏头痛、心悸健忘、昏沉欲睡等。

② 持续时间较长，多数连续3周以上。

## ◎ 失眠的高发人群有哪些 ◎

近年来，我国失眠障碍发病率呈明显上升趋势，很多人反复失眠，导致白天精神不佳、困倦、注意力无法集中、记忆力减退等，影响正常的工作、学习和社交，还会加重情绪紧张、焦虑，引发烦躁、易怒等问题。身心受到的不良影响反过来又加重睡眠障碍，形成恶性循环。

哪些人群容易失眠呢？

① 大多数老年人存在慢性失眠问题；

② 女性比男性睡眠障碍发病率更高；

③ 生活压力较大的中年人群；

④ 性格易焦虑、完美主义者；

⑤ 对环境敏感的人群；

⑥ 有焦虑症、抑郁症或其他心理疾病的人群。

如果你属于上述人群，那么要多注意睡眠质量。如果已经出现睡眠障碍则应尽快就医，一方面为避免症状加重影响健康；另一方面睡眠障碍是某些疾病的征兆，应尽早防治。

# ◎ 中医如何看待失眠 ◎

我在坐诊时，经常有学生会问我："老师，为什么您在治疗失眠时，很多方子以调理脾胃为主，没用几味安神的药物，却把患者的失眠治好了呢？"我告诉他们："《素问·逆调论》中就提出了'胃不和则卧不安'。"

## 1 胃不和则卧不安

"胃不和"指脾胃功能不好引起胃肠道不适，如上腹胀、上腹痛、嗳气、反酸、胃灼热等症状。

以下原因都会引起胃不和：

① 饮食不节，如暴饮暴食，饥饱无常，过食生冷，恣食肥甘辛辣，过饮浓茶、咖啡、烈酒等；

② 素体脾虚，或劳逸失调、久病体虚，损及脾胃；

③ 精神紧张、情志不遂、恼怒思虑过度，皆可损伤脾胃。

## ② 脾胃损伤则心神失养

气机升降失司，则心神不安。脾与胃同居中焦，一脏一腑，互为表里，共主升降，是人体气机升降之枢。"脾宜升则健，胃宜降则和"，脾胃升降功能协调保证了五脏功能的正常、表里的贯通、气血的运行。

如果脾胃损伤，气机不能正常升降出入，一方面，会影响肝的疏泄功能，形成肝郁脾虚；另一方面，脾胃运化不力，水湿滞留在体内，体内湿气旺盛，湿盛而化痰，痰热上扰心神，人便会失眠。因脾胃不和而致失眠的人，有些还伴有痰多、口苦、腹胀、胸闷等症状。

脾胃为后天之本，气血生化之源。脾胃功能健运，则气血旺盛，神得所养。气血生化乏源，则心神失养。脾胃虚弱，运化失职，或中焦虚寒，失其温养，或胃阴亏虚，胃失濡养，均可导致气血生化乏源，不能上奉于心，以致心神失养，则夜寐不安。

## ◎ 怎么调理失眠 ◎

中医根据发病的不同特点，将失眠分为肝火扰心、痰热扰心、心脾两虚、心肾不交、心胆气虚等多种证型。从医35年，我接触了很多脾胃病伴有失眠的患者，发现最多见的类型还是心脾两虚和肝郁脾虚。

## ① 心脾两虚证失眠

生活、工作压力大的人，平日大多思虑过度，劳逸失调，精神紧张。脾在志为思，主统血，思虑过度，伤及心脾，心伤则阴血暗耗，血不养神，神不守舍，就会导致失眠。

这类患者失眠的主要表现：想睡却睡得不踏实，容易醒，醒后难以再次入睡，有的还伴有心慌心悸、健忘、神疲乏力、食欲不振、面色萎黄、口淡无味、食后腹胀等表现。舌质淡苔白，脉细弱。

调理这种类型的失眠，要以益气健脾、养心安神为法，以归脾汤进行加减。

**推荐药膳食疗方：** 健脾养心安神汤

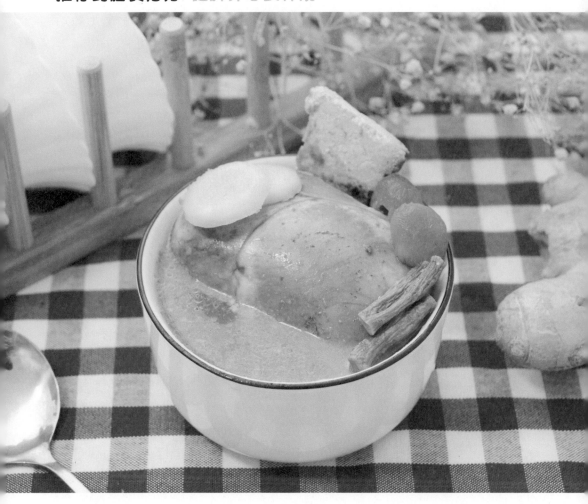

**材料** [1人份]　党参15克，茯神15克，龙眼肉15克，生姜3片，猪心半个。

**做　法**　将猪心清洗干净后切片，姜切片，党参、茯神、龙眼肉浸泡备用；锅中加适量水，烧开后放入猪心，煮至猪心没有血水捞出待用；煮好的猪心冲洗干净后，放入砂锅中，加入姜片、党参、龙眼肉、茯神和适量的水，加盖炖1小时；最后加入适量盐即可盛出食用。

**功　效**　健脾养心安神。

**适合人群**　适合心脾两虚失眠者。

## ② 肝郁脾虚

心情不畅、肝气不舒是导致失眠的另一大原因。肝有调畅情志的功能，肝属木，脾属土，根据五行相生相克的原理，肝木克脾土。所以，失眠患者中除了心脾两虚外，最多见的就是肝郁脾虚。

如今肝郁脾虚的人比比皆是，尤其是女性。她们往往承担着生活、工作、家庭多方面的压力。既要努力达成工作目标，平日还担负着家庭里的主要责任，要照顾上了年纪的父母，又要养育幼小的孩子，每天忙得团团转。重重压力或多或少会引发情绪不良，心境郁结。肝主疏泄，情志不畅，就会损伤脾胃的功能，导致肝郁脾虚。

这类患者失眠的主要表现：情志抑郁，入睡困难，或心烦多梦，胸胁胀满窜痛，喜欢叹气，或见咽部异物感，腹胀早饱。妇女常伴乳房肿胀疼痛，痛经，月经不调，甚则闭经，舌苔薄白，脉细弦等。

调理这种类型的失眠，要以疏肝健脾、养血安神为法，以逍遥散进行加减。

足部在人体中有着举足轻重的地位，五脏六腑在足部都有一定的投影。以人体脏腑为例，共涉及12条经脉，而其中6条经脉源于足部，人体双侧足部分布有60多个穴位。中医历来重视足部的保健与治疗，早在《华佗秘籍》中便提到"足心道"，故有人将足部誉为"第二心脏"，其作用可见一斑。足部的许多神经连通大脑，能直接影响到睡眠质量，通过温水浸泡双足，可刺激足部各穴位，促进气血运行，使药力通过肌肤腠理循经入体内，从而达到治疗目的。

## 推荐足浴方——疏肝健脾助眠方

**材料**　柴胡15克，生白芍15克，郁金15克，党参15克，白术15克，川芎10克，当归10克，首乌藤20克，合欢皮20克（1人份）。

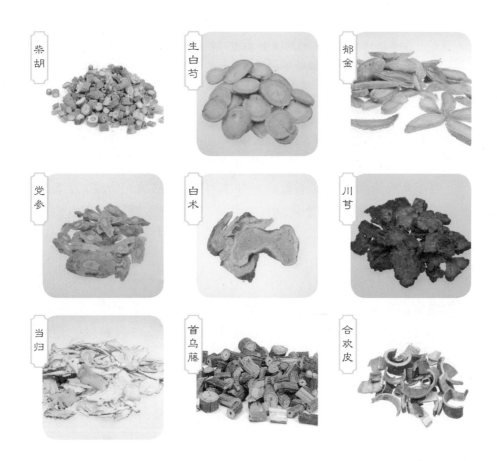

**做　法**　将以上中药配制后，加水至1500毫升煎煮约30分钟，加入适量的凉水，温度调至40～43℃；双足浸泡药液中，药液至少要浸过足踝；每次足浴15～20分钟，以微微汗出为宜，建议睡前浸泡。

**功　效**　疏肝健脾助眠。

**适合人群**　肝郁脾虚失眠者。

# 早起一杯水，轻松润肠养胃

很多懂得中医养生的朋友都知道"早起一杯水"这句话，但如何喝这杯水、喝什么水，却蕴含不少学问。如果喝得不对，不养生反而伤身。在这里，我来说说早晨的第一杯水应该怎么喝。

## ◎ 早晨起来要不要喝水 ◎

很多人对早晨起来要不要喝一杯水有疑问，答案是肯定的：要喝。

因为夜间睡觉好长时间没有喝水，但人体的生理活动从没停止，包括血液的流动、呼吸、泌尿、肠胃的运动及组织细胞的代谢，这些活动除了需要氧气外，水分也是在消耗的。很多人早上起来会感到有尿意，这些水分都是夜间休息时身体代谢产生的。所以，即使早上起床后没有口渴的感觉，喝水也可以及时补充人体所消耗和需要的水分。尤其是上了年纪的人，喝水可以增加血液中的水分，起到降低血液黏度的作用，有利于血液循环。

## ◎ 早起不应该喝什么水 ◎

早上第一杯水至关重要，但是很多朋友早起却喝错了这杯水，我就给大家讲讲5种常见的喝水误区。

### 1 不宜喝冰水

我知道很多朋友喜欢早起喝一杯冰水来提神，尤其是夏季，炎热难耐的气候让大家忍不住想要来一杯冰水解渴。这是非常伤胃的！

从中医的角度来讲，早晨人体的阳气开始生发，就像是小火苗一样，直到中午时阳气才过渡到最旺。一杯冰水入胃，等于浇灭了"小火苗"，长此以往阳气必然受损，阳虚生内寒，就会产生疾病。所以早晨的阳气是需要呵护的，只有呵护好了，我们一天的阳气才能充足。而且早上7点到9点胃经当令，此时本应摄入胃喜欢的温热饮食，有些人不仅喝冰水还不吃早餐让胃"空转"，给胃部"双重"打击。

从西医的角度来看，喝冰水容易引起胃黏膜血管收缩，影响胃黏膜供血而削弱消化功能，冰水还影响胃肠运动，甚至引起胃肠痉挛，引致腹痛、腹泻。冰水会刺激咽喉，对寒冷的过敏反应，引起咽喉不适，甚至咳嗽咯痰。长期大量喝冰水还会影响生殖系统的生理功能，特别是女性，会造成月经紊乱、痛经等。

## ② 不宜喝茶水

我国民间自古就有"清早一壶茶，不用找医生"的说法，这句话需要辩证地去分析。这一说法来自古代，古代是如何喝茶的呢？喝茶在古代称为品茗，什么是"品"呢？就是小口慢慢喝，且是即冲即喝，喝热茶。这样才有利于胃肠的消化吸收，对身体健康起到帮助作用。

如果不加以分析地盲目遵从，早起便大口大口地、空腹地喝茶，甚至是喝隔夜茶，是非常错误的。这样做不仅不能补充水分，还会因茶的利尿作用引起血容量不足，影响血液循环。隔夜茶因久放，茶水里氨基酸等营养物质易被细菌污染而变质，早起若空腹大量饮用，会导致胃肠道感染。

## ③ 不宜喝饮料

早上起来的第一杯水最好不要喝市售的果汁、汽水、咖啡、牛奶等饮料。果汁、牛奶、咖啡并不能提供此时机体最需要的水分，还会使机体在缺水的状态下就让胃肠进行消化和吸收工作，不利于身体的健康。

汽水等碳酸饮料中大都含有柠檬酸，在代谢过程中会加速钙的排泄，降低血液中钙的含量，长期饮用会导致缺钙。而另一些饮料有利于排尿的作用，清晨饮用非但不能有效补充机体缺少的水分，还会增加机体对水分的要求，反而造成体内缺水。很多年轻人喜欢早起喝一杯咖啡，用来提神醒脑，但空腹喝咖啡会增加心脏的负担，有的人晨起空腹喝完咖啡后心跳会加速，出现不适就是这个原因。所以如果要喝咖啡最好在早餐后，而且不宜过浓、过量。

## ④ 不宜喝淡盐水

古时中医就提出过"朝朝盐水、暮暮蜜糖"的养生之道，指的是早上喝一点淡盐水（咸），可以补肾健脾，晚上饮一点甜蜜水（甘），有助于睡眠，补中养颜。古人为什么会有这样的认识呢？传统医学把食药分为咸、甘、酸、苦、辛五味，分别对应五脏，即"咸入肾、甘入脾、酸入肝、辛入肺、苦入心"。 咸入肾，"肾为先天之本"，早上吃点咸的，可以激发肾气，提振全身元气，让人一天都精神百倍！就像一辆早晨加满油的车，一天开起来都很有劲。甘入脾，脾胃相表里，"胃不和则卧不安"，晚餐吃点甘甜食物，可以滋养调和脾胃。脾胃相和，可以一晚上都睡得踏踏实实。

正如前面刚提到的"清早一壶茶，不用找医生"这句话一样，古代中医提出的"早喝淡盐水，晚饮甘甜之水"这一观点也要结合时代和饮食习惯的变化去分析。如今相比古代，人们每天摄入的盐分要多得多。中国营养学会提出盐每天的摄入量是6克，一汤勺的盐大约是10克，如今人们的饮食习惯大部分是超过此标准的。所以，我不建议普通人群晨起饮用盐水，这样会不断加重我们心血管的负担。早餐适当选择吃点咸的即可，不必刻意天天晨起喝淡盐水。

而且，淡盐水不适合高血压病人群饮用！早晨是人体血压升高的第一个高峰，当血液黏稠度增加时，饮用盐水会加重口干，使血压升高，有害健康。

## ⑤ 不宜喝蜂蜜水

有些人认为经常早起空腹喝蜂蜜水，可以起到润肠通便的作用。但是，对于绝大多数无便秘者，喝多了会引起腹泻，尤其是果糖不耐受者更容易引起腹泻。还有的女性更是认为蜂蜜水是养颜佳品，所以特别喜欢在早起时饮用。蜂蜜是果糖、葡萄糖，均为单糖，吸收快，喝多了会引起血糖升高。如果爱美的女性平时就喜欢吃甜食、喝奶茶，"早起一杯蜂蜜水"无疑是雪上加霜，不仅增加肥胖风险，还可能诱发糖尿病。另外，尿酸高的人群也不适合喝蜂蜜水，因为蜂蜜是高糖高热食物，果糖在体内代谢会消耗腺苷三磷酸，形成大量单磷酸腺苷，最终分解成尿酸，这就促进内源尿酸的合成，诱发痛风发作。

## ◎ 早起喝白开水是最佳选择 ◎

白开水是最佳选择。不要小看一杯平凡的白开水，白开水经煮沸而来，水中的微生物已经在高温中被杀死，一杯白开水能补充夜间消耗的水分，而开水中的钙、镁元素有预防心血管疾病的作用，对身体健康是很有益的。

### 1 水温多少才合适

很多人喜欢早上喝热水，认为胃喜温热。但我建议大家晨起喝40~50℃的温开水，而不是喝"滚水"。食管黏膜正常耐受温度为40~50℃，超过65℃危害很大，可能造成损伤、溃烂等问题。世界卫生组织（WHO）下属的国际癌症研究机构IARC就发表过相关报告，警告饮用65℃以上的热饮，可能增加罹患食道癌的风险。虽然黏膜具有自我修复的功能，但是长期反复刺激会让黏膜产生长期的损伤，进而可能诱发癌症。

### 2 喝多少水合适

喝水一定要根据自己的体质、消化能力、季节因素来调节，主要以自己不渴、口唇不干为好，100~300毫升都可以，但是切记不能狂喝，要一口一口慢慢地喝，否则会损伤脾胃，导致水湿内停。

## 推荐茶饮食疗方: 黄芪麦芽茶

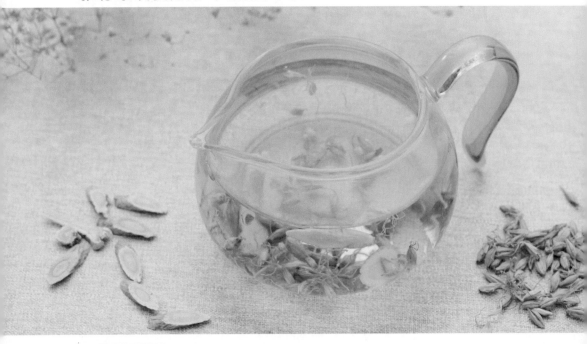

**材料** (1人份) 黄芪20克, 生麦芽20克。

**做　法** 煎水代茶饮。

**功　效** 补中益气, 开胃升阳。

**适合人群** 脾气虚弱者, 常见面色萎黄、肌肉消瘦、倦怠无力、气短懒言、腹胀食少, 舌淡苔白, 脉缓弱。脾气虚严重的还会出现中气下陷, 有头晕、内脏下垂等表现。

前文已经提到, 晨起阳气开始生发, 中气不足之人群, 早上适当喝黄芪麦芽茶, 一方面可以用黄芪来补中益气, 另一方面可以用麦芽开胃升阳。

阴虚火旺者忌服。

生麦芽和炒麦芽的功效有所差异, 生麦芽是把气往上升的, 而炒麦芽是把气往下降的, 对于食积的人建议用炒麦芽, 而要想升提阳气, 还是得选择生麦芽。麦芽有回乳的作用, 哺乳期妇女慎用。

# 脾胃不好不能喝茶？正确喝茶养胃健脾

"十人九胃病"，说的是大多数人的胃或多或少都会有些毛病。很多人觉得喝茶伤胃，有胃病的人不能喝茶。其实这种理解是不太正确的，胃有毛病的人只需要掌握正确的喝茶方法，合适的茶类是可以喝的。有严重胃病的，或者经医生诊断绝对不要喝茶的，还是乖乖遵医嘱。喝茶养胃还是伤胃，关键就看你喝的茶对不对。

## ◎ 喝茶助消化 ◎

广东喝茶之风极盛，喝茶习俗渗透到生活的方方面面，最明显的例子就是广州人的"饮早茶"。而早茶的特点就是"一盅两件"，喝茶的同时一定会搭配可口的点心。这样的搭配为什么深得民心？

因为它开胃又消滞。要知道早茶的点心种类繁多，干蒸、虾饺、烧卖、糯米鸡……丰富美味，但这些点心大多由肉、糯米等制成，吃多了就难消化，而茶就成了最好的搭配。茶中的生物碱能增进食欲，刺激胃液分泌，促进消化。比如进食了油腻食物后，常出现胃胀、嗳气等症状，而饭后饮杯茶，可以促进消化，缓解胃部不适的症状。因此如果饱餐后感觉饮食积滞、胃脘腹胀的人不妨在饭后喝点茶。

## ◎ 喝什么茶最好 ◎

临床上很多患胃病的朋友都会问能不能喝茶，我都会说"要看体质，选对的茶喝"。

## 1 体热的人喝绿茶、菊花茶

### （1）绿茶

绿茶是茶中鲜品，属未发酵茶。它的特点在于汤青、叶绿，被国人广泛饮用，有着"国饮"的誉称。从性味归经看，绿茶性微寒，味甘、苦，入心经、肺经、胃经，有清热降火的作用。《本草纲目》的作者李时珍素喜茶，书中记载"茶苦而寒，阴中之阴，沉也，降也，最能降火。火为百病，火降则上清矣。然火有五次，有虚实。苦少壮胃健之人，心肺脾胃之火多盛，故与茶相宜"。

### （2）菊花茶

菊花性微寒，味甘、苦，归肺经、肝经，有疏风解表、平肝明目、清热解毒的功效。菊花口感甘苦，对于治疗风热感冒、肝火旺盛引起的头痛发热、目赤肿痛等有着良好的效果。

菊花分黄菊、白菊、野菊，都有疏散风热、平肝明目、清热解毒的功效。白菊花味甘，清热力稍弱，长于平肝明目；黄菊花味苦，泻热较白菊花强，常用于疏散风热；野菊花味甚苦，清热解毒的效力最强。

## 2 体寒的人喝红茶、熟普洱

体寒的人不妨选择红茶、普洱茶。这些茶发酵程度较高，茶性更加温和，刺激性弱，喝起来肠胃更容易接受，还可以暖胃，增强消化功能。

### （1）红茶

红茶性温，味甘，体质虚寒的人喝点红茶可以补益身体，生热暖胃。需要注意的是泡茶次数不要太多，最好不要超过三次。如果冲泡次数太多，茶中一些不利于健康的物质会析出，如茶碱等。

### （2）熟普洱

熟普洱性温，味甘，有生热暖胃的功效。熟普洱在进入人体后不会对胃产生刺激作用，而且能够在胃的表层形成附着膜，对胃产生有益的保护作用。但常饮生普洱茶则和绿茶一样，性凉，建议体质虚寒的人不要喝。

## ◎ 五种最伤胃的喝茶方式 ◎

首先要清楚的是，胃不好并不是不能喝茶，只是应该掌握正确的喝茶方式。以下五种伤胃行为一定要避免。

### 1 不宜喝浓茶

很多潮汕人都喜欢喝浓茶，而且喝惯了浓茶的人，喝淡一点就会觉得不够味。但其实，浓茶很伤胃。浓茶当中含有大量的咖啡因、茶碱等成分，大量饮用后会对胃壁细胞造成刺激，导致胃酸增多，长年累月，会对胃部黏膜造成一定的影响，从而形成炎症、充血、水肿、糜烂等疾病现象。胃溃疡、胃食管反流、容易反酸、胃灼热的患者，一定要少喝浓茶。

### 2 不宜空腹喝茶

有的人有早上起来先喝茶的习惯，若腹中没有食物，茶汤进入体内后没有缓冲，很容易刺激肠胃。前面讲到的喝早茶，都是要配很多的点心。我们平时喝茶，可以准备一些茶点，诸如饼干、蜜饯之类，这是缓解胃部刺激的好方法。而且空腹饮茶容易"茶醉"，特别是平日喝惯了熟茶，如红茶、熟普洱、乌龙等的人突然空腹喝了绿茶等未经发酵的茶，身体会出现不适。茶醉并不比酒醉轻松，出现心跳加快、头晕目眩、反胃等都有可能。

### 3 不宜喝隔夜茶

有的人喜欢早起大口大口地喝隔夜茶，其实这样是非常错误的。这样做不仅不能补充水分，还会因茶的利尿作用引起血容量不足影响血液循环。此外，空腹饮用大量的隔夜茶，还会损害身体健康，因为放久的茶水里氨基酸等营养物质易被细菌污染而变质，喝多了会损伤脾胃。

## 4 不宜喝冷茶、过热的茶

喝茶要温度适宜，就像喝水一样，喝温水肚子是最舒服的，即便是夏季也不宜饮用冷茶。尤其是性凉的茶类，喝冷茶会加重凉性。而过热的茶对食道、胃部也不好，以入口不烫嘴为宜。

## 5 不宜喝太杂

喝茶喝得太杂对胃也不好。一次性地喝好几种不同的茶，胃不好接受，建议喝完一种茶之后，隔若干小时后再换另一种茶。

喝茶的智慧，其实与吃饭如出一辙。食物有寒热，茶叶有凉温；吃饭不能过饱，喝茶也不能过量。总结起来就是两个词：一是"适合"，二是"适度"。

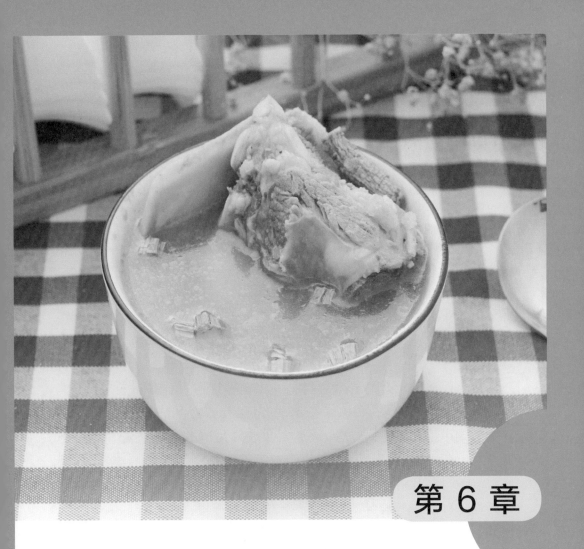

# 第 6 章

# 用对药膳，顾护脾胃又养生

据文献记载，我国药膳食疗保健起源可以追溯到夏禹时代，是中医学的一个重要组成部分，更是中华民族历经数千年不断探索、积累而逐渐形成的独具特色的一门临床实用学科，深受广大群众的喜爱。一份好的药膳，能变"良药苦口"为"良药可口"，既对人体的养生防病具有积极作用，又能激起人们的食欲，具有余味无穷的魅力。那药膳怎么用才对呢？

# 白色山药胜人参，补脾、益肺又固肾

山药，别名怀山药、淮山药等。《神农本草经》中记载"山药以河南怀庆各地产者良"(怀庆相当于现在河南焦作一带)，因此，称为怀山药。它与怀菊花、怀牛膝、怀地黄并称"四大怀药"。而山药之中，又属"铁棍山药"品质和药用价值较好。山药无论是药用还是作为食材，都是极为常用的，人们不仅喜欢它香糯的口感，更青睐它补脾、益肺、固肾的药用价值。

## ◎ 白色山药胜人参 ◎

从明代流传至今的益寿食品——八珍糕，就是由山药、茯苓、芡实等8味中药研为细末，和以米粉制成的糕品。当今，我们也能在许多滋补的方剂中见到山药的踪影，比如六味地黄丸、归脾汤、参苓白术散等都含有山药。日常生活中，人们也会拿山药煲汤、做菜，营养丰富，口感润滑，老少皆宜。由此可见，作为"药食同源"的山药应用广泛，值得推崇。山药性平，味甘，归脾经、肺经、肾经，能健脾养胃、生津益肺、补肾涩精。因此，民间有"白色山药胜人参""怀参"之说。

### 1 健脾养胃

很多人都知道山药可以健脾养胃，却不知调理脾胃亦须辨证施治。脾虚分脾阳虚、脾阴虚和脾气虚。三伏天时，暑热熏蒸尤猛，汗出过多容易损伤脾阴。而山药健脾的功效主要是可以滋补脾阴，正如张锡纯所说："(山药)滋补药中诚为无上之品，可以治疗一切阴分亏虚之证。"对于日常饥不欲食，肌瘦肤热，唇干少饮，手足烦热，舌质嫩偏润、苔少，脉细弱偏数的人群，就非常适合以山药进行补虚健脾。

## **2** 生津益肺

肺在中医中被称为"华盖之脏",与人对外界的适应性、抵抗力及呼吸、发音、水液代谢等多个方面关系密切。对于阴虚之人,夏天酷热伤阴,心火旺盛、肺金受克,肺阴虚的症状会越来越重,出现口干、咽干、唇焦、干咳等病症,而山药性平,味甘,入肺经,补肺气,益肺阴,作用缓和,不寒不热,补而不滞,滋而不腻。与此同时,山药又含有皂苷、黏液质,这两种成分都有滋润功效,非常适合肺阴虚损者食用。

## **3** 补肾涩精

很多人都知道山药具有很好的补肾的功效,《本草经读》中说:"山药,能补肾填精,精足则阴强、目明、耳聪。"因此,山药对于一些夜尿繁多、尿频、男子遗精等症有不错的治疗效果。

## ◎ 山药干品、鲜品如何选 ◎

山药是常用的一种药食两用之品,每次我们推荐有关山药的食疗方时,总会有用户留言问用鲜品还是用干品。那么,要如何选择呢?

## **1** 鲜品山药

在金秋时节,新鲜山药开始陆续大量上市。很多人喜欢吃新鲜的山药,炒菜煲汤口感味道都非常棒。新鲜的山药,没有经过去皮,直接入药或者食用的,因为其黏液的特性,液浓汁稠,所以养阴生津的作用更明显。新鲜的山药功效在于补肺生津、固肾敛阴、补脾生津。脾虚湿盛明显的人群,不适合一次吃太多新鲜山药,不然会增加湿盛的症状。

## 2 干品山药

干山药，就是晾晒干，没有经过大火，阴液流失不明显，所以功效在健脾肾和养阴的中间。因此，日常食疗可多用干山药。

## 3 炒制山药

经炮制的山药，如土炒山药、麸炒山药，经过高温和失水，黏液被烘干了很多。阴液少了，养阴的作用就小了，温燥的性能就更强了，以益肾固精为主，更适合尿频、遗尿带下之人食用。

# ◎ 挑选山药小知识 ◎

山药虽然有"贵族血统"，其药食价值非常高，但它却有着"亲民气息"，市面上很容易买到，普通老百姓也都吃得起，是我们厨房中的一大健脾滋补王。那如何挑选质量好的山药，又如何分辨哪些适合炒食？哪些适合煲汤呢？下面四招帮你挑选山药。

看外观：外观扁、头部向上弯曲且呈小手状的是好山药，若有凸起疙瘩的则会有硬心，其品质不佳。

看表皮：表皮光滑的属脆山药，适合炒食；麻点多、根须多的则适合煲汤。

看手感 新鲜山药用手握表皮会有温热感，被冻过、不好的山药则会"出汗"。

看肉汁：新鲜好山药肉质呈白色、汁液黏腻；不好的山药肉发红、有硬心、汁液不黏稠像水。

## 食疗方推荐1: 山药莲子芡实粥

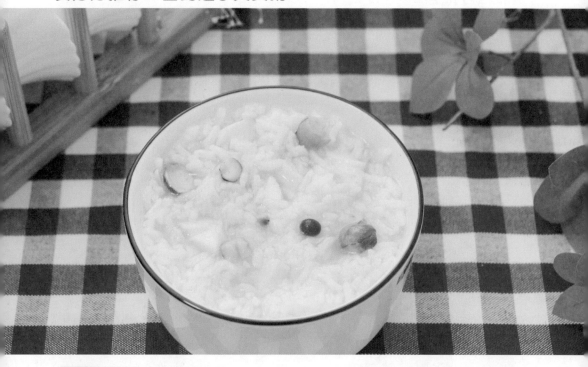

**材料** 1人份 山药20克, 莲子15克, 芡实15克, 姜3片, 大米50克, 猪瘦肉50克。

**做 法** 山药、去心莲子、芡实、大米温开水浸泡半小时; 将大米、水共同加入锅中, 滴上几滴食用油, 开大火并及时搅拌防止粘锅; 水开后加入以上食材; 小火煮约30分钟, 关火, 加盐, 出锅。

**功 效** 补益固摄、健脾止泻。

**适合人群** 脾虚泄泻者, 常见大便次数多、大便溏烂、面色萎黄、神疲倦怠、舌淡、苔白、脉弱者。

医学泰斗张锡纯认为"无论何物作粥, 皆能留恋肠胃", 他非常推崇食粥并善用山药粥治疗多种疾病, 尤其是腹泻, 认为山药收涩之性对慢性腹泻者效果十分明显。莲子性平, 味甘、涩, 归脾经、肾经、心经, 能补脾止泻、益肾涩精、养心安神; 芡实性平, 味甘、涩, 归脾经、肾经, 能益肾固精、补脾止泻、祛湿止带; 几者搭配一同煮粥, 能补益固摄、健脾止泻, 适合脾虚泄泻者食用。

## 食疗方推荐2: 山药石斛水鸭汤

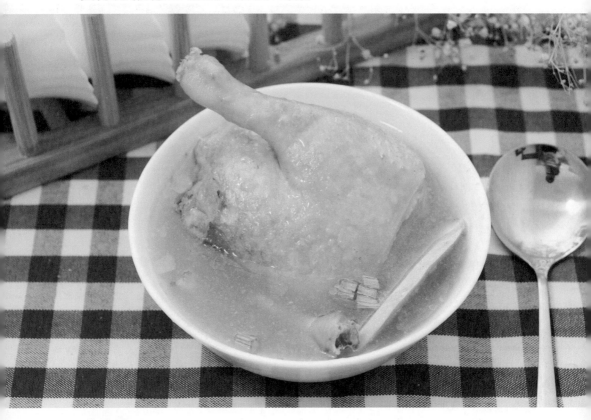

**材料** 2人份 干品山药30克, 石斛20克, 沙参20克, 生姜3片, 水鸭半只。

**做 法** 将水鸭、上述药材共同放入锅中, 加入清水, 慢火煮至肉烂熟; 加适量盐调味, 食肉喝汤。

**功 效** 滋阴生津。

**适合人群** 阴虚者, 常见五心烦热、皮肤干燥、咽干口燥、失眠多梦、性情急躁、小便稍黄、大便偏干、舌质嫩红、舌苔很薄甚至无苔, 脉细。

　　山药性平, 味甘, 归脾经、肺经、肾经, 能补脾养胃、生津益肺、补肾涩精; 石斛性微寒, 味甘, 归胃经、肾经, 能益胃生津、滋阴清热。沙参性微寒, 味甘, 归肺经、胃经, 能养阴清肺; 三者搭配一同煲汤, 能滋阴生津, 适合阴虚者食用。

# 金银花,助你解决春天胃热上火的烦恼

金银花是植物忍冬及其同属干燥花蕾或带初开的花,又名忍冬花。因忍冬花初开时期为银白色,初开数天后转为金灿灿的黄色,故被叫作金银花。

## ◎ 金银花的性味特征 ◎

金银花性寒,味甘,归肺经、心经、胃经,具有清热解毒、疏散风热的功效。其常用于痈肿疔疮、外感风热、热毒痢疾和喉痹咽痛等各种热性病,有悠久的药用历史,《本草纲目》和《名医别录》中对其均有记载,如今仍是中医外科和中医内科都广泛运用的一味实用中药材。现代药理学研究还证明,金银花对多种细菌,如伤寒杆菌、葡萄球菌、链球菌、肺炎双球菌、脑膜炎球菌等均有抑制作用。

## ◎ 金银花的功效 ◎

春天的生发之气向上涌动时,人的肝气也会受到影响,从冬天的闭固状态中破闸而出。当肝气过于旺盛时,脾胃受到压制,运行失健。春季往往较干燥,易导致胃热上火。这个时节可以泡点金银花,给胃热降温。

### 1 疏散风热治感冒

金银花自古被誉为清热解毒的良药。它甘寒清热而不伤胃,芳香透达又可祛邪。金银花既能宣散风热,还善清解血毒,用于各种热性病,如高热、痘疹、热毒疮痈、咽喉肿痛等证,均效果显著。

现在大家耳熟能详的双黄连口服液、维C银翘片、银翘解毒片、金银花露等的主要成分就包括金银花，治疗风热感冒的效果很不错，但不适用于风寒感冒。

日常用金银花或者金银花加菊花泡一杯茶，也有疏散风热的功效，在风热感冒刚开始时饮用效果更好，而且老少皆宜。

金银花还是广东著名凉茶"五花茶"的原材料（金银花、菊花、鸡蛋花、木棉花和槐花）之一。五花茶制作简便、口感佳，可以清热解毒利湿，常用于预防风热感冒及流行性感冒、暑热、小便不利等。

## ② 清热解毒治疮疡

疮疡，通常指因感染引起的体表或体内化脓性疾病。常见的体表类型有蜂窝组织炎、脓疱疮、毛囊炎、疖疮、痈、丹毒等，多见于四肢和脸部。体内类型包括肺脓肿、急性肺炎、急性乳腺炎等。急性疮疡通常为火毒内侵引起，邪热灼血，以致气血凝滞而成，具有发病迅速，部分病情较重等特点。治疗关键在于拔除火毒，宜清热解毒。

金银花入药历史悠久，清热解毒力强，在疮疡的治疗方面有独特的效果。平时容易长暗疮、痘痘、毛囊炎或者局部皮肤疖疮伴有红肿热痛的人群，可以用金银花泡茶饮用。哺乳期间若出现急性乳腺炎同时伴有红肿热痛的，也可以用金银花泡茶饮用，不过须注意服用期间不能给宝宝哺乳。

现代医学研究还表明，金银花具有抗病原微生物、抗炎和解热、加强免疫功能和抗内毒素等作用。很多外用药都加入了金银花及其提取物，如抗炎抑菌类的洗剂和膏剂、痱子粉等，其在一些美容产品中也有涉及，对于痤疮、痘痘等有一定疗效。

## ③ 清心泻火解胃热

金银花入心经和胃经，可清心火，解胃热，适用于心烦身热、口舌生疮、牙龈肿痛、口渴喜冷饮等心火旺盛的情况。

不少人都了解胃火，其实胃火分虚实。胃热证和胃阴虚证都可表现出上火的症状。不同的是胃热证是实火，胃阴虚证是虚火。有实火的人一般会有口干口渴，口腔有异味、便秘等症，尤其喜欢喝冷水，且喝多少水都觉得口渴，脾气大，爱发火。

金银花善治胃实火，也叫胃热炽盛证，是指胃中火热炽盛，胃失和降而表现的实热证候，多是由于饮食失节，长期过食肥甘、醇酒厚味、辛辣香燥，损伤脾胃，致脾胃运化失职，积热内蕴，胃火上炎。如果表现为胃痛急迫或有灼热感，呕吐酸苦，消谷善饥，口渴喜冷饮，大便臭秽或干结，舌红苔黄，不妨试一试金银花泡茶，有一定效果。

此外，《本草纲目》中记载了金银花有"久服轻身、延年益寿"的作用，现代医学证明金银花有降血脂的功效，具备一定的减肥功效，在高血压病的治疗和康复中也有一定的作用。

## 4 使用金银花的注意事项

金银花用途广泛，实用价廉，但不是所有人都适合使用，有的人经常用反而适得其反。下面给大家说说金银花的使用注意事项。

不适用于风寒感冒的人群。

女性经期不宜使用。

脾胃虚寒体质者、大便溏泄者慎用金银花。此外，亦不宜过量使用，可能引起胃肠道不适。

如用于日常预防，建议白天喝，因夜间阳气收敛凉药容易伤阳。可采用凉药热服的方法，如金银花泡茶趁温喝。

泡茶或煎水不宜隔夜使用，容易变质。

# 清热解毒食疗方: 双花茶

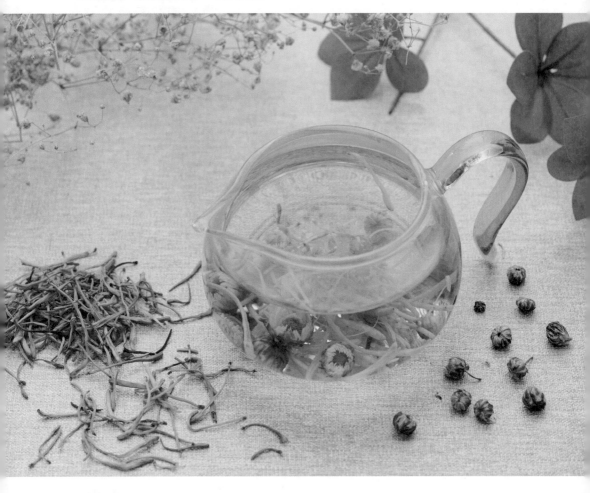

**材料** ( 1人份 ) 金银花10克，菊花10克。

**做 法** 开水冲泡代茶饮。

**功 效** 疏风解表，清热解毒。

**适合人群** 外感风热者，常见恶寒发热、头痛不适、咽痛等。

　　金银花清热解毒，疏散风热。菊花性微寒，味甘、苦，归肺经、肝经，有疏风解表、平肝明目、清热解毒的功效。二者同用，疏风解表，清热解毒，对于风热感冒等热证有很好效果。

# 木棉花也能祛湿？教你怎么用它煲汤

木棉树又名红棉、吉贝、攀枝花、英雄树，属于双子叶植物木棉科木棉属，是一种大乔木，在广东、广西、海南等南方地区常见，每年春节过后的3月初，冬尽春来时，便会开出满树红花。不少人都在赞叹着木棉花的美丽。其实除了观赏，它还具有很高的药用价值。

木棉花是广州市的市花，花开在还没有长出树叶的壮硕木棉树的树梢上，花蕊的颜色红得就像英雄的鲜血所染，如壮士风骨，展现英雄气概。叶剑英元帅在80岁高龄回广州视察时便有诗："英雄树下育英雄，英雄花开英雄城。"

## ◎ 木棉全身是宝 ◎

木棉除了有很高的观赏价值外，它的花、皮、根均有药用价值，都具有清热的效用。尤其是木棉花具有不错的祛湿作用，是深受南方大众喜爱的清热祛湿养生食材。

### 1 木棉花

药用木棉花为木棉花干品，是中国南方的地方中药材，2010年《中国药典》指明木棉花的性味与归经："甘、淡、凉，归大肠经。有清热，利湿，解毒，凉血等功效，适用于大肠湿热之泄泻，痢疾，痔疮出血等症。"《生草药性备要》："治痢症，白者更妙。"《本草求原》："红者去赤痢，白者治白痢。"

木棉花是广东著名凉茶"五花茶"的原材料（金银花、菊花、鸡蛋花、木棉花和槐花）之一，该茶制作简单，口感良好，清热利湿解毒，深受大众喜爱。

## 2 木棉树皮

木棉树皮为木棉树的干燥树皮，在广东还作海桐皮入药，称为广东海桐皮。木棉树皮性凉，味甘，清热祛风利湿，活血化瘀止痛，用治风湿痹痛、跌打伤痛。

有的医书还记载木棉皮能治慢性胃炎、胃溃疡。在这里提醒一句：木棉皮性凉，仅适合脾胃湿热证患者，这类人表现为脘腹痞满或疼痛，大便黏滞或溏滞，食少纳呆，口苦口臭，身体困重，舌质红，苔黄腻，脉滑或数。

## 3 木棉树根

木棉树根为木棉树的干燥根，同样具有清热利湿的作用，还能收敛止血、祛瘀止痛，治疗湿热痢疾、脓血便等。民间还有把木棉树的鲜根皮浸酒外搽或捣烂外敷，来治跌打扭伤肿痛。

此外，木棉种子油可作润滑油、制肥皂，棉絮是良好的织衣材料。木棉材质脆轻，耐水浸泡，可制作包装箱板、蒸笼等，也是造纸的好原料。

木棉花不仅是药材，也是一种味道不错的养生花菜，跟其他食材搭配能做出多种味美的保健药膳。木棉花有很好的祛湿作用，但是性凉，搭配苦温燥湿的陈皮、温中散寒的生姜、健脾利水的鲫鱼，药性中和，祛湿健脾，是春季雨水多，湿气时节的大众养生靓汤。

# 祛湿健脾食疗方: 木棉花陈皮鲫鱼汤

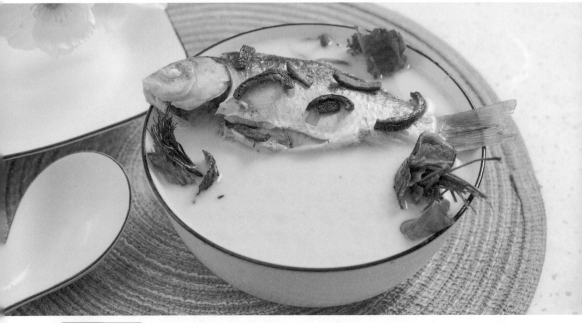

**材料** 2人份　干木棉花20克, 陈皮10克, 生姜3片, 鲫鱼1条。

**做　法**　药材洗净稍浸泡; 生姜切片; 鲫鱼煎至微黄, 加水, 放入木棉花、陈皮、生姜, 煮半小时左右, 加盐调味即可。

**功　效**　祛湿健脾。

**适合人群**　湿浊困脾者, 常见头身困重, 脘腹胀满, 食少便溏, 舌淡红苔白腻者。

 **木棉花的使用注意事项**

1.木棉花入药一般用干品。

2.木棉花药材适合在春季花朵盛开时采收, 除去杂质, 晒干即可。以朵大完整, 色棕黄者为佳。

3.因为木棉花的药用价值高, 不少人都爱在路边捡木棉花。但天气不稳定时, 比如时晴时雨, 掉落在地上的木棉花容易掺入杂质和虫卵, 花瓣容易发霉, 自己捡的木棉花不一定能完全晒干, 如果误吃了虫咬、霉变的木棉花, 反而容易导致胃肠炎的发生。

4.中药房内的木棉花均经过专业的晾晒、干燥等炮制方法。如果有需要的话, 建议最好还是到正规药房去购买。

# "四时神药"茯苓健脾祛湿，一年四季都不能少

为患者调理、顾护脾胃常需要祛湿，尤其在南方这样常年湿漉漉的地区。可以说，祛湿的药材用对了，很多南方朋友的脾胃病就医治了一半。现在，我就给大家讲一讲中医里健脾祛湿的一种"四时神药"，那就是我常用喜用的茯苓。

茯苓能健脾、渗湿、利水。它的应用范围非常广泛，四季都可用，将它与各种药物配伍，可以用治湿兼风、寒、热所致诸疾，更可治脾肾虚致湿。例如，治疗风湿所犯，可与祛风药如防风同用治疗寒湿困阻，可与祛寒药如桂枝同用；治疗湿热所困，常与清热药如黄连同用等。所以，茯苓有"四时祛湿神药"之称。

## ◎ 茯苓一身是宝 ◎

茯苓是生长在地里的一种菌类植物。它生长得很特别，是抱着松树根生长的。茯苓还是一种药食同源的植物，虽然其貌不扬，却浑身是宝，具有很高的药用价值。中医里有一句话叫"十方九苓"，指的是茯苓在中医药中运用极广。它性味平和，能恢复脾土健运水液的能力，利水而不伤气。

### 1 茯苓皮

茯苓外面有一层灰褐色的表皮，称为茯苓皮。它专能行水消肿，用于治疗水肿，也就是皮下水肿。这一点，很符合中医取象比类的思维方式，正如《本草备要》所言"以皮行皮之义"。

### 2 茯神

茯苓寄生在腐烂了的松树根上，有的松树根从茯苓的中心穿过，这样的茯苓就叫作抱木而生，中心包有树根的部分被称作"茯神"，其宁心

安神的功效最佳。所以临床上对于心悸怔忡、失眠健忘等患者，我都喜欢用茯神。

### 3 茯苓

当然，我们平常用得最多的还是茯苓（加工成白色小方块状）。我们一年四季都需要调理好脾胃，而茯苓就是健脾利湿的常用中药，如健脾祛湿的经典方剂四君子汤和参苓白术散等名方中均有茯苓，即使是滋阴养血的组方如六味地黄丸和十全大补汤里也有它的身影，因为茯苓可以防止滋补方药的滋腻碍脾胃之弊。

## ◎ 茯苓的药用功效 ◎

茯苓性平，味甘、淡，入脾经、肾经、心经，有淡渗利湿，健脾宁心的作用，凡水湿、痰饮，无论风寒热或兼脾肾气虚皆宜。

### 1 健脾

党参、黄芪和茯苓一样，都是健脾佳品。然而，茯苓与党参、黄芪等补气健脾的中药不同。茯苓的健脾作用是通过利湿来达到的，就像白术一样。

因为脾喜燥恶湿，如果湿重困阻于脾，脾的功能就会受碍，拖累日久而成脾虚。茯苓在利湿的同时，解除了脾受湿的困阻，恢复脾胃的运化功能，所以有健脾功效。例如治疗脾虚湿盛所致泄泻、带下等，使用茯苓有标本同治之效，常常与补气的党参、燥湿的白术等配伍。

### 2 渗湿

茯苓最突出的作用还是渗湿，它能渗湿、利尿、消肿，用于治水肿胀满、小便不利、眩晕心悸等证，多与白术、猪苓、泽泻、桂枝配伍，称"五苓散"，是中医治疗各种水肿的基本方。此外，茯苓还可以消除痰饮，与半夏、陈皮合用治疗脾虚不能运化水湿、停聚生痰成饮之证，如二陈汤。

需要注意的是，茯苓甘淡渗利，故阴虚者不宜单独服用。此外，羊水偏少的孕妇也要慎用，因为茯苓利水渗湿，是下行的，容易引起滑胎。

## 健脾祛湿食疗方: 四君子汤

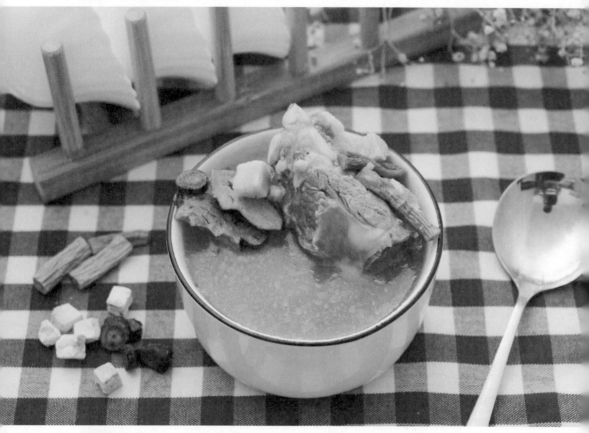

**材料** 2人份　党参20克，白术20克，茯苓20克，炙甘草10克，猪骨500克。

**做 法**　先将猪骨焯水，将党参、白术、茯苓、炙甘草一同放入锅中，加清水煮沸后，文火熬1小时，加入适量的盐调味即可。

**功 效**　益气健脾祛湿。

**适合人群**　四君子汤是健脾祛湿的基础方子，用于治疗脾虚湿阻所导致的头身困重，气短乏力，语声低微，脘腹胀满，食少便溏，舌淡苔白等症状。

党参性平，味甘，益气健脾；白术苦温，燥湿健脾；茯苓淡渗利湿健脾；炙甘草协助党参、白术补中益气，调和诸药。四味合参，共奏益气健脾祛湿之功效。

四君子汤可作日常调养使用，每周食用2次即可。

 **真假茯苓如何分辨**

伪品茯苓多为加工伪造，外形上和真品十分相似，有的用面粉加少量茯苓粉和匀晾干，切成方形茯苓丁。仔细观察，可见假茯苓表面色泽略有不均匀，闻之气微，入口尝略有甜味，无粘牙感。放在锅里边煮边泡，假茯苓很快就散开、化掉。正品茯苓较伪品茯苓断面更加细腻，嚼之味淡，粘牙。放在锅里边煮边泡，真茯苓形状不变。

另外，不建议挑选存放时间过长的茯苓，建议以2~3年为佳。储存过久的茯苓会颜色变深、轻微变质。

# 白术是"补气神器"，煲汤加一点健脾又祛湿

广东的朋友大多比较注重养生和饮食营养，因地域气候特点，对"祛湿"这件事比较在意，平时在家煲汤时，汤料中常会用些健脾祛湿的食材或者药材。其中有一味健脾祛湿的良药——白术，不少朋友经常用错，或者由于不了解白术的特点而没有使用。古人都说白术是"健脾第一要药"，用对这味药，对想健脾的朋友来说可谓重要。

## ◎ 补气神器 ◎

白术性温，味苦、甘，归脾经、胃经，有健脾益气、燥湿利水、固表止汗、安胎的作用，常用于治疗脾胃气虚、运化失常所致的饮食减少、脘腹虚胀、倦怠乏力、呕吐泄泻、痰饮水肿、表虚自汗、胎动不安等。

讲到补气，很多人都只想到黄芪、党参，其实白术也是补气的佳品。中医里不乏益气补气的名方，其中《太平惠民和剂局方》所记载的四君子汤就是益气健脾方药中的翘楚，其中就有白术这味药材。

虽然黄芪、党参、白术都可补气，但我认为功效有所差异，黄芪擅长补气升阳、益卫固表、托毒生肌，党参仅益气、健脾、补肺，而白术则擅长健脾益气、燥湿利水。单论补气的力量，当然黄芪更胜一筹，党参益气之力比较平和。但是对于脾气虚夹湿的人，我更常用到白术。这是为什么呢？那是因为白术的另一个重要作用——燥湿利水。

## ◎ 燥湿利水 ◎

脾胃互为表里，相互配合，共同完成对身体提供营养和能量的任务。但是，脾、胃各自有其生理特性，如脾喜燥怕湿，最怕为湿邪所困。如果脾（脾为里）为湿邪所伤，那它运化水谷精微和水湿的功能就会减弱。

不但自己要深受"水湿之害"，也会影响胃（胃为表）的消化功能。

脾胃气虚又被水湿困阻的患者并不少见，在为他们诊治时我常常用到白术这一味中药。金代医家张元素在《医学启源》一书中记载："白术能除湿增燥，和中益气，温中，去脾胃中湿，强脾胃，进饮食……"

一方面，白术能补脾益气，促进脾的运化功能；另一方面，白术苦温燥湿利水，水湿得除，脾运才健。所以说白术是通过健脾益气、燥湿利水来增加脾的运化功能，而不是仅仅像给轮胎打气似的单纯地充气进去。

## ◎ 不同炮制方法有不同功效 ◎

炮制，简单来说是中药原料在制成药物的过程中，需要用到不同的制作方法。有火制、水制或水火共制等加工方法。目的主要是加强药物效用，降低副作用，便于储藏、服用等。

不同的炮制方法，让白术在功效上产生了不同。临床常用白术分为生品和炮制品两种。生品即生白术，炮制品有麸炒白术、土炒白术及焦白术三种。

### 1 生白术

生白术就是将白术拣净杂质，用水浸泡润透后捞出，切片，晒干而成。生白术的主要功效是健脾益气、燥湿利水，常用于痰饮眩晕心悸、水肿的治疗，生白术重用还用治脾气虚之便秘。

生白术虽有健脾通便的作用，但临床使用生白术运脾通便治疗便秘，有几点要注意。

① 白术运脾通便必须使用生品，因为只有生白术才兼具运脾与濡润两种功效，而炒白术和焦白术是健脾止泻用的，南辕北辙，不可不知；

② 白术运脾通便需要用中到大剂量，少至20克、30克，多至60克、90克，甚至更多，否则效果较差；

③ 白术运脾通便必须联合各种药材使用，而不是仅用生白术一味，同

时必须辨证论治，随证治之，如脾虚不运者宜联合补中益气汤，阴津亏虚者宜联合增液汤。

## 2 麸炒白术

白术苦燥利湿，经过麸炒过程，燥性更强，所以燥湿利水力度更大，对于大便溏烂或者久泻的患者来说，我更多用麸炒白术。现代药理学研究发现，麸炒过程可使白术的内酯增加，减少其中的挥发油对肠道的刺激，增强止泻的功效。

2015年版《中国药典》记载麸炒白术："将蜜炙麸皮撒入热锅内，待冒烟时加入与蜜炙麸皮的比例为10∶1的白术片，炒至黄棕色、逸出焦香气，取出，筛去蜜炙麸皮。这也是目前为止学界公认最普遍、标准的麸炒白术炮制方法。"

## 3 土炒白术

土炒白术是用灶心土炒制而成，是燥湿止泻的良药，有培土（补脾）止泻的强大功效。很可惜的是，现在中药饮片厂已很少炮制加工土炒白术了，因为很难找到灶心土。

## 4 焦白术

焦白术具有健脾消食的功效，常用于脾虚所致的消化不良，腹胀纳差，大便稀烂。一般多与炒鸡内金、炒神曲、炒谷芽、炒麦芽同用，可以起到消食滞、开胃口的作用。

## 健脾补气食疗方: 党参白术陈皮汤

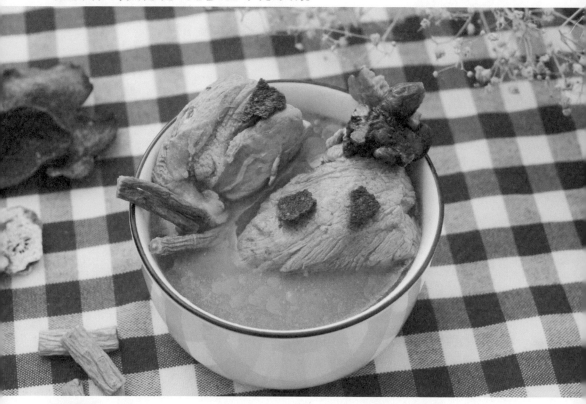

**材料** `2人份` 党参20克, 白术20克, 陈皮5克, 猪瘦肉300克。

**做 法** 先将猪瘦肉焯水, 将党参、白术、陈皮一同放入锅中, 加清水煮沸后, 文火熬1小时, 加入适量的盐调味即可。

**功 效** 健脾补气, 燥湿利水。

**适合人群** 用于治疗脾气虚夹湿所致的气短乏力, 语声低微, 面色萎白, 食少便溏, 舌淡苔白等症状。

党参味甘、性平而能益气, 可以健补脾胃。白术协助党参健补脾胃之气, 还可以利用白术的苦温特性, 健脾燥湿, 健运脾气。此方配伍燥湿且健脾的陈皮, 既可以协助白术健运脾气, 又可以利用它的特性, 苦温燥湿, 同时使党参、白术补而不滞, 适合脾气虚兼有湿困的人当作日常调理的汤水食用。

# 一两陈皮一两金，日常食疗养生不可错过它

陈皮是广东三宝（陈皮、老姜、禾秆草）之一，享有"千年人参，百年陈皮"的美誉，驰名中外。民间自古有食用陈皮的习惯，比如吃陈皮可以生津开胃，或烹饪时放入少些提味。它还是小儿常见食疗方里的"亲民好搭档"。

## ◎ 陈皮能理气健脾 ◎

陈皮，芸香科植物橘子果实的皮。采摘成熟果实后，剥取果皮，晒干或低温干燥而成。说简单点，就是晒干的橘子皮。它存放到一定时间才可以更好地发挥药效，所以称为"陈皮"。陈皮虽然越陈越好，但要保存得当才能留存药效，否则时间越久药效挥发越多。

陈皮性温，味辛、苦，归脾经、肺经，具有理气健脾、燥湿化痰的功能，用于治疗胃脘胀满、恶心呕吐等疾病。

### 1 适用于腹部胀满

天气闷热的时候很多人会没胃口，此时吃一点陈皮可提升食欲，生津开胃。但须注意若身体本身有热，出现"上火"的症状，就不要总是吃陈皮开胃了，吃多了会加重内热。

老胃病经常会有腹胀不适的感觉，吃很多行气消胀的药都不管用。其实，不少腹胀的患者是脾虚，所以吃再多下气的药物都无法消胀，这是因为脾虚不运，气机阻滞不通，这个时候就要同时吃健脾和理气的药才能显效，这类朋友不妨将陈皮与党参合用，既健脾补气，又理气消胀。

**2** **适用于恶心呕吐**

如果胃部受寒或吃了生冷、不洁、油腻食物而引起恶心呕吐，可以用陈皮、生姜煎水饮，能祛寒理气，和胃止呕。

## ◎ 陈皮可燥湿化痰 ◎

陈皮不仅可以健脾理气，也可燥湿化痰，与其他药配伍，可以治疗风寒咳嗽、痰湿咳嗽。

**1** **适用于风寒咳嗽**

风寒感冒恶寒怕冷、鼻塞、打喷嚏、流清涕、咳嗽、痰白者，可以用陈皮搭配紫苏叶、生姜、防风、桔梗等，以祛风散寒，化痰止咳。

**2** **适用于痰湿咳嗽**

痰湿咳嗽的人常常出现久咳不愈，痰多、色白质稀、舌淡苔白腻等不适。这些情况可以用陈皮搭配法半夏、白术、茯苓、杏仁等服用，能燥湿化痰止咳。

陈皮气香宣散，可升可降，同降气化痰止呕的法半夏同用，称为二陈，中医名方二陈汤、陈夏六君子汤中都有二陈，燥湿化痰、降气止咳效果甚佳。

但要注意的是陈皮只适用于寒邪、湿邪引起的咳嗽，对于热咳只会越吃越咳、越吃痰饮越多。

## ◎ 新会陈皮是上佳之品 ◎

广东新会陈皮是道地药材，药用效果最佳，早在明清时期就备受追捧，一些宫廷高级药方，都以它入药。《本草纲目》《备急千金要方》《本草述》中也有新会陈皮理气健脾之功的记载。

**健脾理气食疗方: 陈皮生姜瘦肉粥**

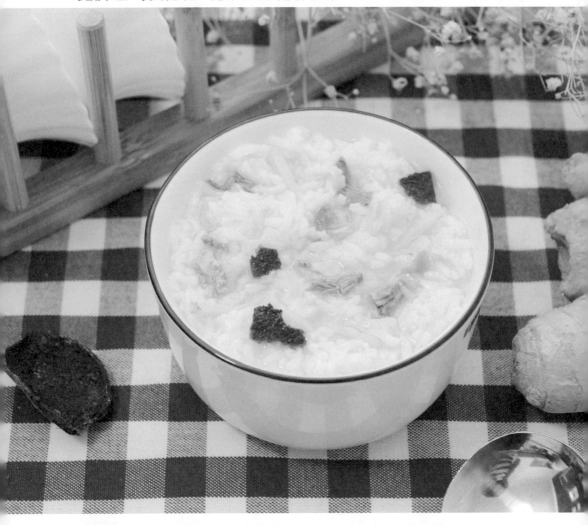

**材料** `1人份` 陈皮5克, 生姜3片, 猪瘦肉50克, 大米50克。

**做 法** 将陈皮、生姜用温水洗净备用, 猪瘦肉切片腌制备用, 大米洗净后用水泡30分钟; 在锅中加入陈皮、生姜、大米和适量的清水, 大火煮开后小火煮20~30分钟; 再加入猪瘦肉煮15分钟, 加盐调味即可。

**功 效** 健脾理气, 燥湿化痰。

**适合人群** 脾虚痰湿者。

陈皮有健脾理气、燥湿化痰、降逆止呕之功效。用陈皮煮粥服用，适合腹胀、嗳气、食欲不振、恶心呕吐、咳嗽痰多、身体困重、舌淡苔白等脾虚痰湿者。

 **怎么挑选陈皮**

1.摸软硬：年份越短的陈皮越软，因为短年份的陈皮仍含有大量果糖和水分，所以易受潮软身。而年份越长的陈皮，皮身的手感就越硬，容易碎裂。好的陈皮表面干燥清脆，容易折断，表面非常干燥没有任何水分。

2.看颜色：年份短的陈皮内表面呈雪白色、黄白色，外表面呈鲜红色、暗红色。年份长的陈皮内表面呈古红或棕红色，外表面呈棕褐色或黑色。好的陈皮色泽比较鲜亮，就是一种黄褐色稍微发黄。如果颜色过于黄或者过于鲜艳，一般这样的陈皮不好。

3.闻味道：好的陈皮具有三种气味：陈、香、醇。存放3～8年的陈皮闻起来有刺鼻的香气，并且带果酸味，甜中带酸；9～20年的陈皮闻起来清香扑鼻，醒神怡人，没有果酸味；而20～40年的陈皮闻起来是纯香味，甘香醇厚，因为它质量好、效果佳，所以价值不菲。

# 最简单的脾胃养护方法，用黄芪泡水喝就行

> 黄芪、党参、白术都可补气，但要单纯从补气这一药效来论，黄芪更胜一筹。我国从两千多年前就开始使用黄芪了，许多经典名方中都有它的身影。它用来泡水特别回甘，是气虚体质人群"保温杯进补"的佳选。

## ◎ 黄芪的功效 ◎

黄芪性微温，味甘，归脾经、肺经，有补气升阳、固表止汗、利水消肿、生津养血、行滞通痹、托毒排脓、敛疮生肌的功效，特别适合脾胃气虚、气虚水肿、表虚自汗、气血两虚者服用。除了处方入药、煲汤调理外，还可以泡水代茶饮。

### ① 补气升阳，利水消肿

对于倦怠乏力、食少便溏有脾气不足之症的人群，黄芪是很好的补益之品，其补气升阳效果尤佳。此外，黄芪既能补益脾气治本，又能利尿消肿治标，是治疗气虚水肿之要药。如果你脾气虚水湿失运，浮肿、虚胖、尿少，也可以经常用黄芪泡水喝来祛湿、消肿、减肥，也可以与茯苓、白术等健脾祛湿药同用。

### ② 益气固表，实卫止汗

说到黄芪是"保温杯进补"之佳品，不仅因现代人多有脾阳虚，且有易出虚汗、易反复感冒、抵抗力差等问题。黄芪有补脾肺之气，固表止虚汗之功效，适用于脾肺气虚导致的卫气不固、表虚自汗者，如著名的中药方剂玉屏风散，方中重用黄芪以补气，搭配健脾的白术与祛风的防风，共建益气固表止汗之功。如果你稍微着凉、吹吹风就感冒了，反反复复，可以试一试玉屏风散。

## 3 益气养血，美容养颜

不少气虚的人合并血虚，而黄芪有益气养血之功，气能生血，通过补气又有助于血的生成，常用来治疗气血两虚或血虚患者。黄芪与当归一起煲汤喝，久服能让人气色好转。著名的补血方当归补血汤就是由黄芪和当归两味药以5∶1比例组成的。

## ◎ 黄芪的特性 ◎

人参、党参、黄芪都有补气、养血的功效，且常相须为用以增强疗效，但三者的作用有所区别。人参作用较强，被誉为补气第一要药，并具有复脉固脱、生津养血、安神益智之功。党参补气之力较为平和，专于补益脾肺之气。黄芪补益元气之力不及人参，但长于补气升阳、益卫固表、利水消肿、脱毒生肌，尤其适合于脾虚气陷及表虚自汗的人。

## ◎ 黄芪泡水喝，简易有效 ◎

用黄芪泡水喝，是气虚养生人群的福音。但有的人喝了反而唇干舌燥，呈现"上火"的症状。这说明此类人群是气阴两虚的体质，因为黄芪温燥性烈，容易助火。这个时候就可以加麦冬一起泡，麦冬养阴生津，可以制约黄芪的温燥。

泡饮方法：黄芪10克，麦冬10克，放入保温杯，冲入沸水，焖泡10分钟后即可饮用，1次可以冲泡2～3次。

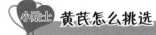 **黄芪怎么挑选**

市场上的黄芪不少，价格低廉，又是"保温杯进补"佳品，很多人都想买来一试，或者用于煲汤也不错，可以全家人一起补。那么如何挑选品质好的黄芪呢？我告诉大家几个小窍门。

1.闻：优质新鲜的黄芪，有一股浓郁的豆香味；陈旧的黄芪闻不到什么味道。

2.尝：黄芪是可以生嚼着吃的，取一片放嘴里尝一尝，好的黄芪味道甘甜。如果有酸味、怪味，就是熏过硫黄的。

3.看：黄芪是植物的根部，表皮偏褐色，里边发黄。外圈发黑的有可能发霉了。切片的黄芪，不是越大越好。有一种特别宽的黄芪片，薄薄的，外形很好看，价格也贵，是普通黄芪用机器压扁拼接而成的，因为薄，所以用来泡茶喝比较容易出味。如果在家炖煮，就没有必要买这种了。

4.产地：药材讲究道地，黄芪的产地主要在西北和东北。

## 补益气血食疗方：黄芪红枣乌鸡汤

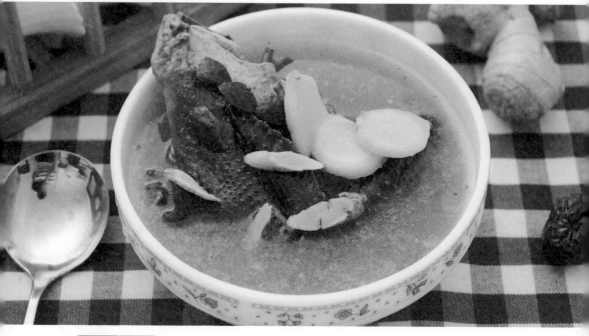

**材料** (2人份) 黄芪30克，红枣5颗，生姜3片，乌鸡1只。

**做法** 乌鸡洗净、切块、焯水放入砂锅，红枣去核，加入全部食材，再加足量的水，大火烧开后转小火炖1小时，加盐调味即可。

**功效** 补益气血，健脾益胃。

黄芪、红枣皆是补气补血的食材，和乌鸡一起炖食能够补充人体气血，养颜美容，对气血不足女生常见的月经不调、痛经等也有一定的调理作用。

# 每个家庭都有的煲汤好料，小小一根党参补气养血

> 一说参，大家的第一反应可能都是人参。可是，常常看我文章的人应该都知道，我最常推荐的还是党参。在广东，不少人煲汤都会放一些党参，但是对于它的作用可能并不是很了解。

## ◎ 党参适用广泛，首要补气 ◎

党参性平，味甘，归脾经、肺经，具有健脾益肺、养血生津的作用，常常用于治疗脾肺气虚、食少倦怠、咳嗽虚喘、气血不足、面色萎黄、心悸气短、津伤口渴、虚热消渴。由此可见，党参最首要的作用就是补气，健脾益气，治疗脾胃气虚证。

### ① 气看不见、摸不着，到底是什么

中医讲的气究竟是什么？气不像血和津液，它看不见也摸不着，所以普通人很难理解。气是活力很强、运动不息的精微物质，是构成人体和维持人体生命活动的基本物质。所以老百姓常讲，人活一口气，它左右了人的生与死。气有五大作用，如果气虚，身体就会出现相应的不适。

① 气有推动的作用，人体脏腑经络的生理功能、生长发育、血液的循行、津液的输布都依赖气的激发和推动，所以气虚的人就会出现脏腑功能下降，比如脾胃气虚的人吃一点点就腹胀不消化，或者排便无力不通畅，又比如肺气虚的人往往动则气短，不爱动，少言懒语等。

② 气有温煦的作用，气是人体热量的来源，人的体温正常主要靠气的温煦和调节，所以气虚的人容易手脚冰冷。

③ 气有防御的作用，可护卫全身的肌表，防御外邪的入侵，所以气虚的人怕被风吹，很容易受风寒所侵。

④ 气有固摄的作用，如固摄血液、汗液、尿液、精液等，所以气虚的人

容易出汗，动一动就大汗淋漓，有的甚至二便失禁、早泄等。

⑤ 气还有气化的作用，气化是指精、气、血、津液之间的相互转化以及脏腑的功能活动，所以气虚的人脏腑的功能活动就会差，出现精、血、津液的不足，最常见的症状就是疲倦乏力、头晕眼花、口干、便秘等。

## 2 补气先从补脾气入手

为什么补气要先从补脾气入手？人的气来源于两部分：一是父母遗传的先天之气，也就是肾气；另一部分来源于大自然的后天之气，其中脾胃是最重要的来源，因为脾胃是气血生化之源，后天之本。如果有的人从父母那继承的先天之气不足，怎么办？我们可以通过后天的途径去补充，补后天之本就是要补脾胃，脾胃之气健运，食物的水谷精微的生化就会充足，五脏六腑得到濡养，身体就会强壮。

## ◎ 党参可治气血不足 ◎

有的人常感到疲倦乏力、头晕眼花、面色苍白、心悸健忘等，这是气血两虚证的典型表现。气能生血，气旺则血充，气虚则血少，久而久之就会气血双虚。党参的益气功效可以生血，有气血双补的作用。现代科学实验也发现，党参能增强造血功能，可用来治疗各种贫血。

## ◎ 党参可治津伤口渴 ◎

党参有补气生津作用。津液的生成主要依赖于气的推动和气化作用，其中，脾胃之气起着至关重要的作用。如果脾胃等脏腑之气旺盛，气化功能正常，人体津液生成就充足；反之，如果脾胃等脏腑之气虚衰，气化功能减弱，就会导致津液生成不足。因此，党参也适用于气虚津亏的人，这类人最常见的症状就是口渴，喝很多的水也不解渴，同时伴有疲倦、乏力、气短等表现。

## 健脾益气养血食疗方: 党参鸡汤

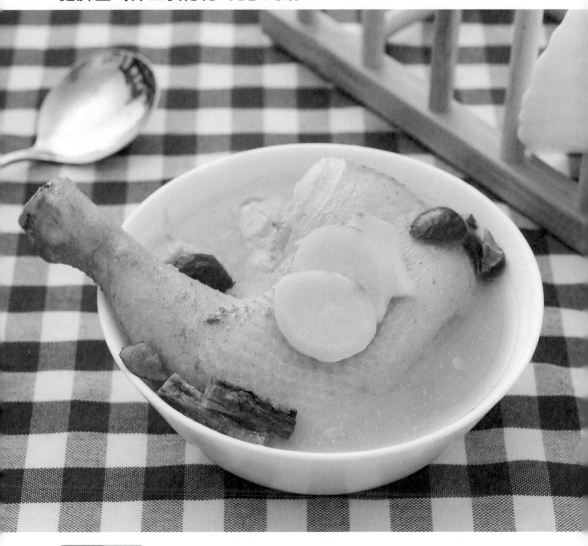

**材料** 2人份　党参20克, 红枣3颗, 生姜3片, 鸡1只。

**做　法**　鸡宰杀干净, 去内脏, 焯水去血污, 红枣去核; 将所有用料倒进汤盅, 加水适量 待锅内的水烧开后, 用中火炖40分钟或60分钟 炖好后, 隔除药渣, 用盐调味, 喝汤吃肉。

**功　效**　健脾益气养血。

**适合人群**　气血两虚的人群服用。

鸡肉具有补中益气的功效，党参可健脾益气，搭配养血的红枣，适合气血两虚的人群服用。

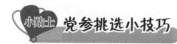

**党参挑选小技巧**

党参怎么选，很多人可能并不熟悉，我告诉大家几个小窍门。

1.选熟党参：入药或煲汤优选蒸煮过的熟党参，手感要柔软，掐开无筋；口感甘甜无渣，有渣的党参，或者是过时收获的，效用都会大打折扣。

2.挑无硫黄熏蒸的：党参很容易被虫咬，所以有些商家会对药材进行硫黄熏蒸。

那么，怎么才能挑到无硫药材呢？

1.闻气味：闻闻党参有没有刺激性气味，如果有土腥味，基本上确定为无硫党参；让人鼻子发酸，或者有刺激鼻腔毛孔的气味则必为硫黄熏蒸过的。

2.看颜色：硫黄熏过的党参的黄色比水洗过的颜色深，一般无硫党参都为土黄色或土褐色，水洗过的为淡黄色，硫黄熏蒸过的比以上几种颜色都深。

3.嚼味道：取一小段放在口中咀嚼，无硫党参参味浓正，有甜味，硫黄熏蒸过的党参咀嚼有酸味。

# 秋天常吃"水中人参"芡实,对身体的好处真是太多了

> 提到常见的祛湿食材,大家第一个想到的是薏苡仁,这也是广东人家中必备祛湿食材。但很多人并不知道,芡实对于祛湿也有很好的效果。相对于性味微寒的薏苡仁,芡实性味平和。对于很多脾胃虚寒的老者和小孩,芡实更加温和。

## ◎ "水中人参"好处多 ◎

芡实,别名鸡头果、鸡头米,为睡莲科植物芡的成熟种仁。通常在 9~10 月种子成熟时采收,取种仁,晒干。

芡实性平,味甘、涩,归脾经、肾经,健脾止泻,补中益气,具有"补而不峻""防燥不腻"的特点。不仅价格亲民,而且和人参一样,有健脾祛湿、益肾固精、补益强身的作用,因此,也被誉为"水中人参"。

《本草经百种录》说:"鸡头实,甘淡,得土之正味,乃脾肾之药也。脾恶湿而肾恶燥,鸡头实淡渗甘香,则不伤于湿,质黏味涩,而又滑泽肥润,则不伤干燥,凡脾肾之药,往往相反,而此则相成,故尤足贵也。"

### 1 健脾祛湿

芡实既能健脾,又能除湿。一方面,芡实可补益脾胃,增强脾胃运化功能;另一方面,它又能祛除体内湿气,让机体获得轻松感,消除困重。对于人体来说,芡实既给力又减负,尤其适合脾胃虚弱夹湿的人食用。

### 2 善治脾肾多种病

芡实性平,味甘、涩,归脾经、肾经,味甘补益,涩能收敛,可益肾固精,治肾虚不固之腰虚酸软,遗精滑精。常与金樱子相须而用,如水陆二

仙丹。还可以与莲子、莲须、牡蛎等配伍以增强补肾收涩固精之疗效，如《医方集解》金锁固精丸。

《神农本草经》认为："芡实主湿痹，腰脊膝痛，补中，益精气，强志，令人耳聪目明。久服轻身不饥，耐老。"芡实能提高人体的免疫力，祛病强身，延年益寿。肾虚遗精，老年尿频，都可以用芡实进行调养，有很好的效果，还可以用治小儿遗尿。

### ③ 治白带过多

芡实固涩止带，又能除湿止带，故为治带下病之佳品，用治妇人脾肾两虚之带下清稀，与补气健脾药党参、白术、山药等配伍使用，效果更佳。

### ④ 治慢性泄泻

芡实收涩止泻，和莲子相同，且除湿的作用较莲子更强，所以多用于治疗脾虚湿盛，久泻不愈者，常与健脾药白术、茯苓、扁豆等同用。

### ⑤ 补益强身

秋冬是进补的好季节，这时候就可以吃一些补益的食物。我们进补的原则是既要养分丰富，又要易于消化吸收。芡实就具有这一特色，补而不燥，补而不腻，能补益脾肾，同补先天与后天之本，从而强身健体。

## ◎ 一碗汤脾肾双补 ◎

在诸多用到芡实的补益食疗方里，最出名的恐怕就是四神汤了。

"四神汤"是中医著名的健脾食方，其中"四神"是指茯苓、山药、莲子和芡实这四位"神仙"。它们汇集在一起后互相补遗，制成的汤水对人体具有健脾养胃、固肾益精、养颜美容、强化体质等诸多益处，能起到脾肾双补的作用。

## 健脾止泻食疗方：四神汤

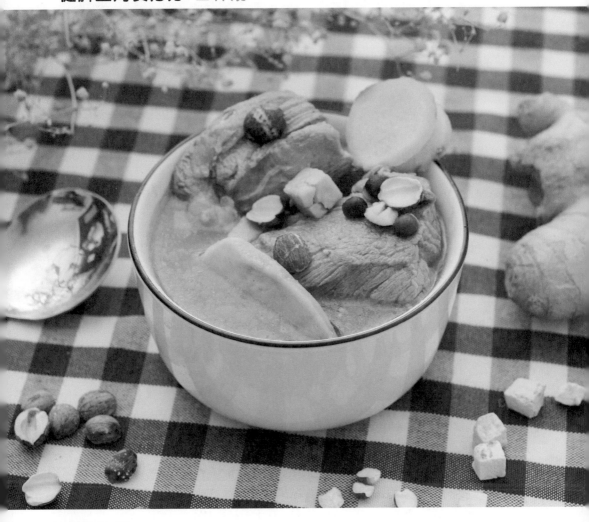

**材料** `2人份` 茯苓15克，山药15克，莲子15克，芡实15克，生姜3片，猪瘦肉500克。

**做　法** 茯苓、山药、莲子和芡实洗净后，用清水浸泡2小时以上；将茯苓、山药、莲子和芡实放入锅里，倒入清水，加入猪瘦肉、生姜，用小火煮30分钟；最后再加入盐，继续用小火煮10分钟即可。

**功　效** 健脾止泻，固肾益精。

**适合人群** 脾肾两虚引起的大便稀烂、次数增多，疲倦乏力，腰膝酸软等。

需要注意的是，长期食用芡实虽有延年益寿的功效，但是一次不要食之过多，否则难以消化；对于脾胃运化不力者，如老者、小孩，可只饮汤，不食渣。芡实还有较强的收涩作用，便秘者不宜食。

## ◎ 广东肇实远外闻名 ◎

芡实有南芡和北芡之分。北芡主要生产于山东、皖北及苏北一带。南芡主要生产于湖南、广东、皖南及苏南一带。而广东最为有名的就是肇实，广东的城镇街头，杂货店内几乎都有肇实出售。所谓的肇实，就是肇庆所产的芡实。肇实与一般芡实有较大的区别。

一是成熟度不同。一般的芡实，在其果长熟时即摘苞取核；而肇实在果熟后，让其自然地跌落水中，浸得结结实实后才捞起使用，称为"水下熟"。二是质地不同。肇实房大，背肉鲜红，有清晰的蟋蟀纹，煲煮后龟裂成菊花状，极为松化，明显不同于一般芡实。因此肇实有颗粒大、口感好、药效强的特点，深受广大群众的欢迎，中医开药，时常用它。海外华侨、港澳同胞，回乡探亲、旅游之余，十有八九都要寻购此物带走。

 **如何选购芡实**

芡实呈类球形，有的破碎成小块。完整者直径5～8毫米；表面有棕红色内种皮，一端黄白色，约占全体1/3，有凹点状的种脐痕，除去内种皮显白色。以没霉味、没酸臭味、没硫黄味为佳；以颗粒完整，饱满均匀，断面色白，粉性足，无碎屑、泥杂，身干不蛀者为佳。

# 秋天煲汤用沙参，益胃润肺各不同

秋风起，燥邪作。秋天燥邪较盛，最易伤人阴津，使人出现咽干口渴、眼睛干涩、咽喉干痛、皮肤干痒等不适。对于阴虚体质的人群来讲，更易如此。于是不少朋友都问我，这时候能不能吃点参来调养？我就来给大家讲一讲滋阴生津的中药——沙参。

## ◎ 南沙参、北沙参是两味药 ◎

在处方中，常见沙参这味药前缀以"南""北"字样，这实际上是两味中药，即南沙参和北沙参。虽同名沙参，但南沙参、北沙参不属同科植物，功效有所差异。

沙参之名，首载于《神农本草经》，而北沙参之名则始见于明代末期的本草文献，据《本草汇言》卷一集方项转引《卫生简易方》和《林仲先医案》首用"真北沙参"之名，但未对北沙参的生态习性及药材形状做出描述。真正分南沙参、北沙参始于清代。清初汪昂《本草备要》在沙参条下注有"北地真者难得……沙参分南北两种，北者良，南者功用相同而力稍缓"，首次提出沙参有南、北之分。

## ◎ 南沙参、北沙参功效有异 ◎

《中国药典》记载：南沙参性微寒，味甘，归肺经、胃经，具有养阴清肺，益胃生津，化痰，益气的功效；北沙参性微寒，味甘，归肺经、胃经，具有养阴清肺，益胃生津的功效。

初看之下，南沙参、北沙参性味功效相近，两种沙参均属养阴药，但各有所长。张秉成在《本草便读》中对两种沙参的功效做了简单的区别："清养之功，北逊于南，润降之性，南不及北。"也就是说，养阴清热南沙参强，润燥降气北沙参强。临床上应注意二者的区别，分别选用。（表6-10-1）

表 6-10-1 **南沙参与北沙参性味、归经、功能、主治比较**

| 项目 | 南沙参 | 北沙参 |
|---|---|---|
| 性味 | 甘、微寒 | 甘、微寒 |
| 归经 | 肺、胃 | 肺、胃 |
| 功能 | 养阴清肺，化痰止咳 | 养阴清肺，益胃生津 |
| 主治 | 肺热燥咳，阴虚咳嗽，干咳痰黏 | 胃阴不足，胃脘隐痛，嘈杂干呕，咽干口渴 |

# 1 南沙参偏于养阴、润肺、止咳

　　南沙参偏于养阴清热、润肺止咳，与桑叶、知母、麦冬等配伍效果较好。

　　燥为秋令之气，燥邪多由皮毛、口鼻进犯人体，进而犯肺，易发外感燥咳。尤其在广东地区，夏之余热尚存，空气湿度下降，平素喜食辛辣，习惯熬夜之人，易伤体内阴液，或阴虚体质或久病伤阴，急性热病耗阴，肺胃津亏，内有伏燥，一遇干燥气候，内外合邪，易使肺失宣降，引发燥咳。另外，风、寒、湿诸邪均可侵犯人体，伤津化燥，故冷热刺激、季节交接时燥咳反复发作不愈。

　　想要润燥，先要分清温燥和凉燥。南沙参善于治疗温燥咳嗽，常见表现：头痛身热、干咳无痰、咯痰少而黏、咽喉干痛、鼻干唇燥、胸满胁痛、心烦口渴、舌苔白薄而燥、舌边尖俱红。

　　从中医的理论来说，猪肺味甘，性平微寒，具有止咳、补虚、补肺之功效，搭配清肺祛痰止咳的南沙参和川贝母，适合肺热燥咳、阴虚咳嗽者食用。

## 养阴润肺止咳食疗方: 南沙参川贝猪肺汤

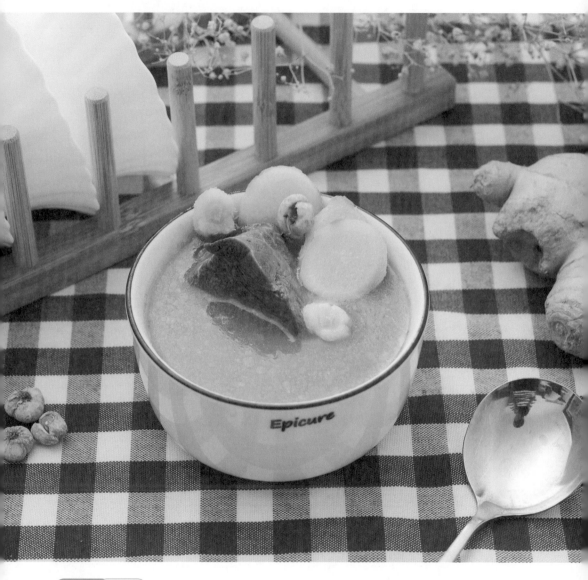

材料 2人份 南沙参15克, 川贝母5克, 生姜3片, 猪肺500克。

做法 将猪肺洗净、切块; 南沙参洗净; 川贝母打碎。将全部用料放入砂锅内, 加水适量, 武火煮沸后, 文火煲1小时, 调味即可食用。饮汤吃猪肺。

功效 养阴润肺止咳。

## 2 北沙参偏于养阴、生津、益胃

胃为湿土，喜润恶燥。北沙参专长于入"胃"，偏于养阴、生津、益胃，用于胃阴不足的咽干口渴、胃脘隐痛、嘈杂干呕等，与太子参、石斛、麦冬等配伍效果较好。

一到秋季，有些人就咽干口渴，总想吃点凉的、冰的，稍稍吃点温热的食物就觉得胃脘隐隐作痛，总觉得饥饿，却不想吃饭，甚至恶心干呕。有的人还会夜间盗汗，这样的人往往舌质红绛、苔少、脉细数。

这是秋天过于干燥，导致津液损耗过多，有以上症状的人多属阴虚体质，更容易被燥邪入侵。秋天天地之气开始收敛，阳热之气开始下沉到地底下潜藏。对应在人身上也是一样的，人的肺气开始收敛，阳气开始从肌表向体内潜藏，阴虚之人此时就更容易热郁于内。

中医认为，猪肚性微温，味甘，入脾经、胃经，有补虚损、健脾胃之功。《本草经疏》记载："猪肚，为补脾胃要品，脾胃得补，则中气益。"中医脏器食疗学认为，应用动物脏器可"以脏补脏，以形治形"。搭配养胃阴、生津液的北沙参和石斛，适合胃阴不足者食用。

### 如何区分南沙参与北沙参（表6-10-2）

表6-10-2 南沙参、北沙参的性状比较

| 项目 | 南沙参 | 北沙参 |
|---|---|---|
| 形状 | 圆柱或圆锥形，长7～27厘米，直径0.8～3厘米 | 细长圆柱形，中部略粗，偶有分枝，长1.5～4.5厘米，直径0.4～1.2厘米 |
| 表面 | 凹陷处有残留粗皮，上部有深陷的横纹，呈断续的环状，下部有纵纹及纵沟 | 略粗糙，全体有细纵皱纹及纵沟，并有棕黄色点状细根痕 |
| 质地 | 松泡，易折断 | 质脆，易折断 |
| 断面 | 不平坦，黄白色，多裂隙 | 皮部浅黄白色，木部黄色 |
| 气味 | 无嗅，味微甘 | 气特异，味微甘 |

# 养阴生津益胃食疗方: 北沙参石斛猪肚汤

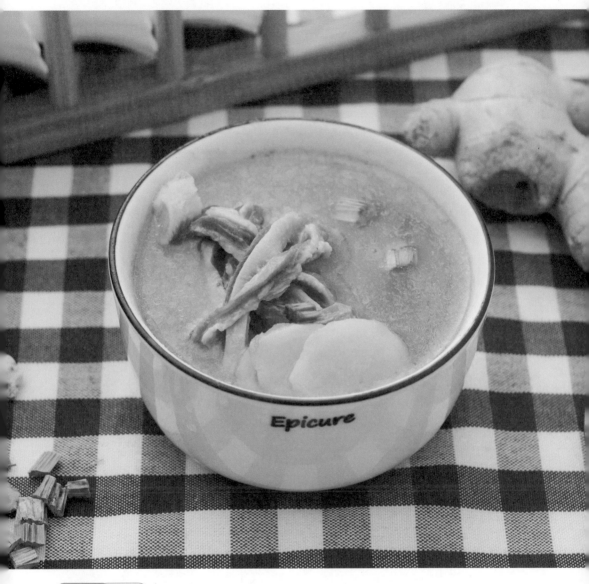

**材料** 2人份　北沙参15克,石斛15克,生姜3片,猪肚500克。

**做法** 将猪肚洗净、切块;北沙参、石斛洗净。将全部用料放入砂锅内,加水适量,武火煮沸后,文火煲1小时,调味即可食用。饮汤吃猪肚。

**功效** 养阴生津益胃。

# 艾草能逐一切寒湿，还可以防"新冠"

三月草长莺飞，万物逢春，艾草也到了一年中最鲜嫩的季节。在岭南民间，许多人纷纷开始采摘新鲜艾草做清香软糯的艾糍。俗话说得好："家有三年艾，疾病不再来。"艾草确实是药食同源的好药材。

## ◎ 艾草被称为"百草之王" ◎

早在先秦《诗经·采葛》中就有艾草的记载："彼采艾兮。"艾草是华夏祖先最早使用的草本植物之一。

明代李时珍在《本草纲目》中就说到艾草的功效："服之则走三阴，而逐一切寒湿，转肃杀之气为融和。灸之则透诸经，而治百种病邪，起沉疴之人为康泰，其功亦大矣。"确实，艾草无论是内服还是外用，都具有极高的药用价值，因而被称为"百草之王"。

艾草是菊科蒿属植物，多年生草本或略成半灌木状，郊区或乡村的山坡、田间荒地、路边或河边都可以见到自然生长的艾草。艾草有独特的香气，可全草入药，既可内服又可外用。鲜嫩者亦可当食材，又可将艾叶晒干做成枕头，解乏助眠。

## ◎ 艾草的药用价值 ◎

艾草性温，味苦、辛，归肝经、脾经、肾经，具有散寒祛湿、温经止痛等功效，对内科和妇科疾病的疗效甚好，又治老年慢性支气管炎与哮喘。

艾草价格低廉，用法诸多。除了日常食用、内服，还可以制成艾条、贴膏、热敷包、艾绒坐垫等外用，或可制成药枕头、药背心，防治老年慢性支气管炎或哮喘及虚寒胃痛等。在民间，也有将艾草悬挂于屋门前或者烧艾以祛湿化浊的习俗。

## 1 功效1：散寒祛湿

我国传统习惯把春天分为初春、仲春和暮春。初春为农历正月，仲春为农历二月，农历三月则为暮春时节。岭南地区的暮春雨水较多，湿气也比较重。到了暮春时节，人体肝气旺盛，肝木克脾土，影响脾胃运化功能，尤其是水湿的运化，故祛湿非常重要。尤其天气时冷时热，一不小心就容易被寒气侵袭，故这个时节的湿气容易夹杂着寒气发为寒湿。

艾草性温，属于极阳之物，其味芳香，可以起到散寒气和祛湿气的双重作用，适用于寒湿人群，无论外感寒湿还是内生寒湿均可使用。

### 外用方法推荐

若外感寒湿邪气，气血运行受阻，出现关节、筋骨疼痛，可以白天使用艾条灸丰隆穴、足三里、中脘穴、曲池穴和阿是穴（局部疼痛点）。每个穴位灸3~5分钟，有症状者每周3次，用于预防者每周1次。艾草制成的贴膏、热敷包、艾枕、艾绒坐垫对于寒湿导致的疼痛也有一定功效。

## 2 功效2： 温经止痛

艾草被誉为"妇科圣手"，其能温经祛寒、理气止痛，是妇科调经要药，对下焦虚寒引起的月经不调、经期腹痛等有很好的治疗作用，是调经名方艾附暖宫丸的主药之一。

### 外用方法推荐

痛经妇女用艾条灸关元、血海、三阴交和神阙穴（肚脐眼）具有很好的止痛效果，这类人群还可以使用艾草制成的热敷包进行小腹部热敷理疗。产后妇女还可以用艾叶煮水洗浴，防止产后受寒而病。

胞宫虚寒的女性，可以用艾草煲老母鸡汤进行食疗调理，体质虚寒的男性也可食用。

## 3 其他功效

① 止血

艾草有止血作用，对于虚寒的崩漏出血、血小板紫癜、便血吐血等症状，可以运用艾草进行温经止血。

② 抑制病菌、病毒

古代医学著作《肘后备急方》中就有艾叶烟熏治病的记载，民间认为艾香气味有避邪、防疫的作用，现代研究也证明艾烟对多种致病菌和病毒有抑制作用。艾草还可以用于脚气病的治疗，使用艾草煎水泡脚，可以起到杀菌止痒的效果。

另外，广东省中医药局颁发的《关于印发广东省新冠肺炎中医治未病指引的通知》就推荐了燃烧、烟熏艾条来预防新冠病毒感染。

③ 驱蚊虫

艾草具有独特的香味，是天然的驱蚊材料，可用于驱蚊，在室内摆一盆艾草或者涂抹艾草汁就有一定的驱蚊作用。现在一些驱蚊产品如蚊香、驱蚊水等也添加了艾草成分。

## ◎ 不宜使用艾草的情况 ◎

艾草虽好，不过须注意的是，湿热蕴结、阴虚内热人群慎用；艾草有止血的作用，经期禁用。此外，艾糍因以糯米粉制作而成，脾气虚、脾胃运化能力差的人不宜多吃，吃多了容易胃胀、嗳气，这类人群不妨采用其他的烹煮方法，如上面推荐的艾叶鸡蛋汤等作为保健方。

## 温脾祛湿食疗方: 鲜艾叶煎蛋滚汤

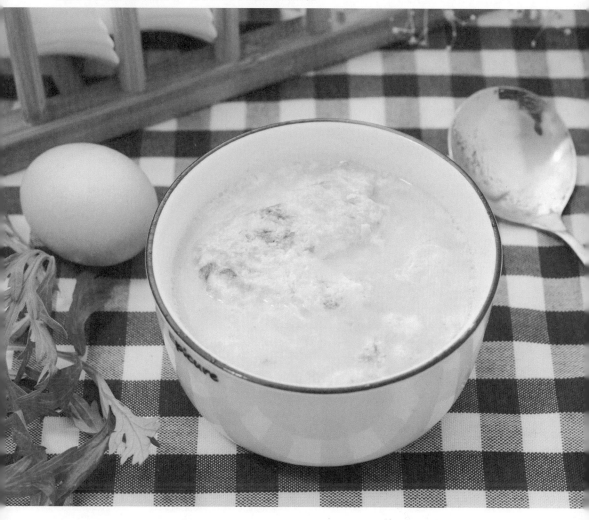

**材料** 〔1人份〕 鲜艾草30克, 鸡蛋2个。

**做 法** 鲜艾草清洗干净后切碎, 放入打散的鸡蛋中拌匀, 放入烧热锅中煎好, 再加水适量煮沸, 放适量食盐调味即可。

**功 效** 温脾祛湿, 散寒止痛。

**适合人群** 脾胃虚寒者, 常见胃痛或腹痛拘急暴作, 伴有腹鸣, 得热则减, 口淡不渴, 形寒肢冷, 大便溏烂, 小便清长, 舌质淡, 苔白腻。

## 温经祛寒食疗方: 艾草老母鸡汤

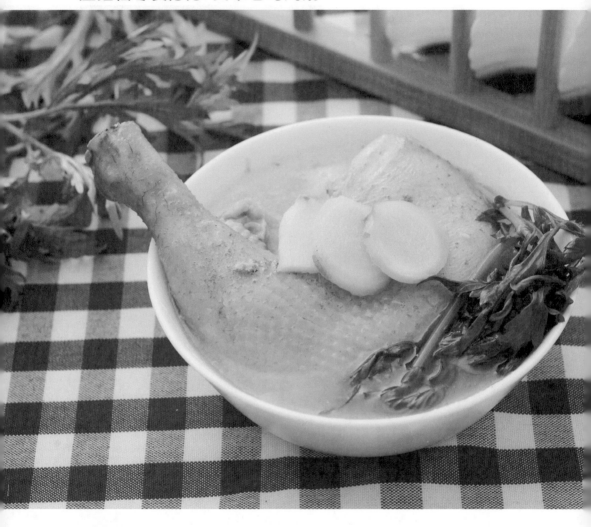

**材料** 1人份 艾草20克,老母鸡半只,生姜3片。

**做 法** 将上述材料洗干净后放入锅中,加水煮沸后炖1.5~2小时,加盐调味即可。

**功 效** 温经祛寒,补虚止痛。

**适合人群** 胞宫虚寒者,常见经期疼痛,下腹冷痛,得温痛减,月经推迟,经量较少,手脚冰凉,夜尿频多,大便溏烂,舌淡,苔白等。